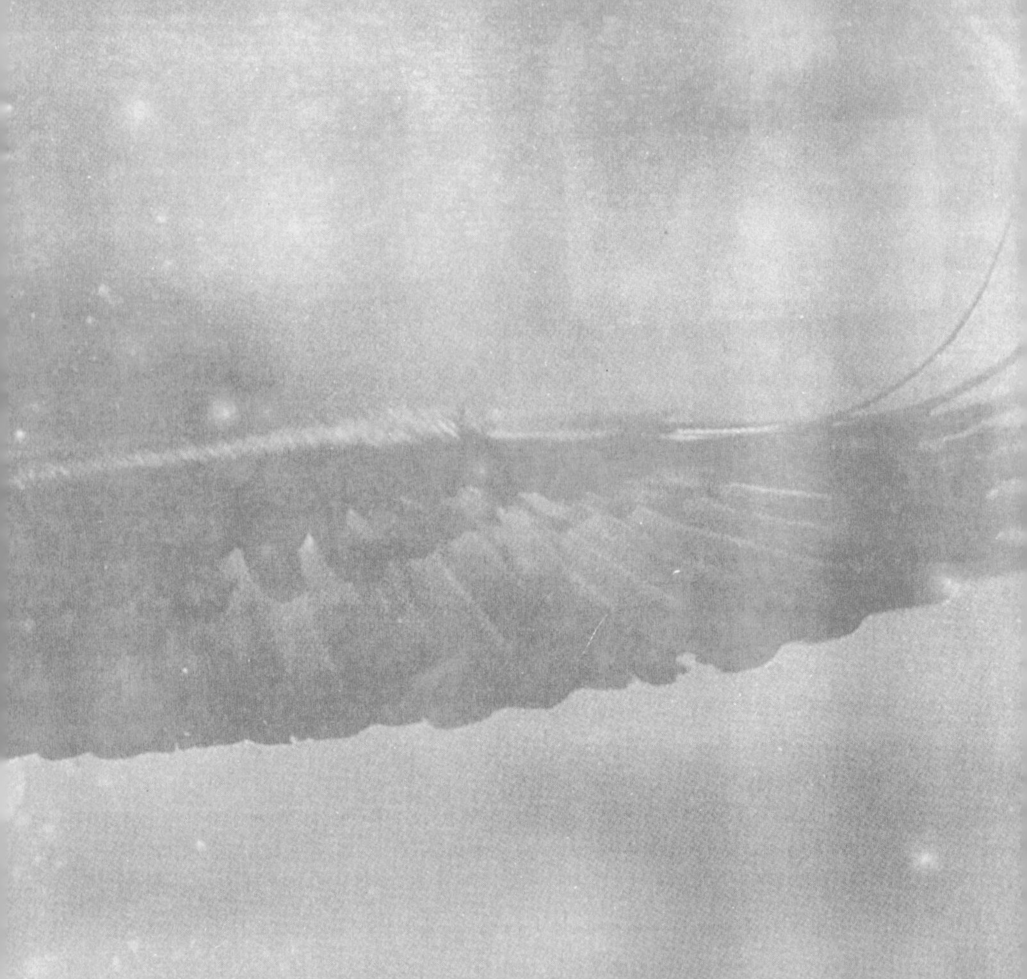

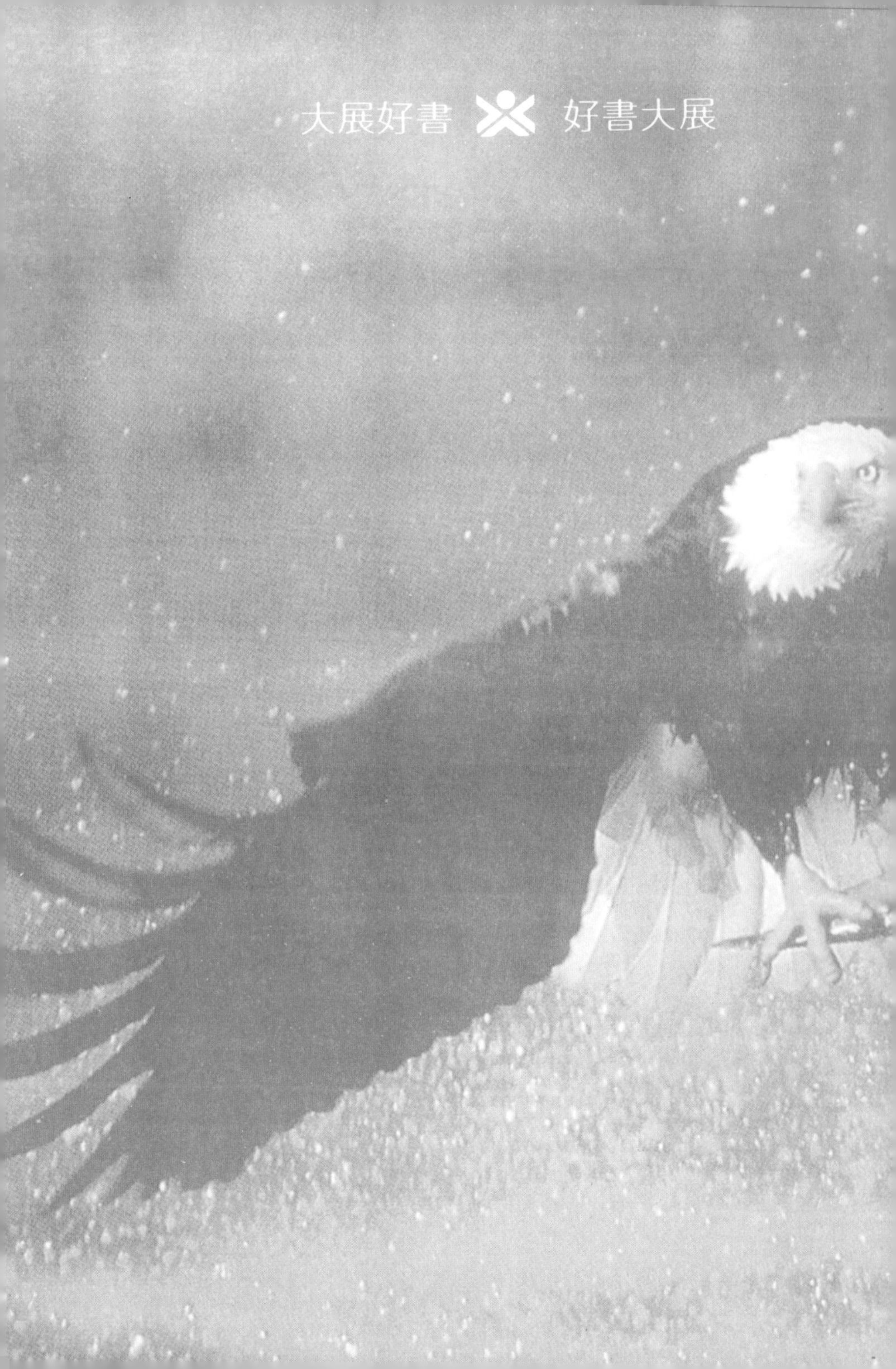
大展好書 好書大展

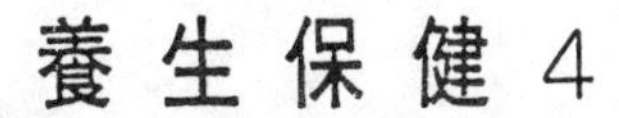

養生保健 4

龍形實用氣功

吳大才
宋明清／編著

大展出版社有限公司

目錄

一、氣功發展簡況

隨著社會經濟和科學文化的發展，人類對於世界的自然狀況與現象的認識越來越深入、廣泛，人們改造自然環境的能力也越來越提高。社會經濟、科學文化向高層次發展的同時，也提出了對人們的智能、體能以及社會道德規範的更高要求。換言之，沒有良好的身心完備狀態，就不可能達到與社會經濟、科學文化同步發展的要求。但是，人們對於自身的認識卻顯得貧薄、膚淺，以致不能適應于高科技發展。因此，如何使人們自身的潛力更充分發揮，使之貢獻於社會，同時，又能較長時期的保持體魄壯健、才智聰慧、獲得精神充實完備以及健康長壽等諸多方面要求，已經成為當今世界普遍關注的問題之一。

千百年來，人們始終不渝、千方百計地在尋求自身完善、自身解脫、自身創造的奇效良方，各式各樣的理論、各色各派的探索方法，浩如煙海，各種形式隨時代人們需求不同應運而生，但真有成效者其數量並不多見。隨著科學文化的發展，人們在諸多理論方法之中，逐漸注意到「氣功」所表現出來的獨特作用。

近年來，尤其七十年代後期，國際、國內學者普遍認識到氣功的健身作用，治病療疾的功效，確認它是中華民族傳統文化之中的一顆瑰麗珍寶，是人們所尋求自身完善的比較理想的一個途徑和方法。我國現代著名科學家錢學森教授，就預言過二十一世紀將是生命科學革命的世紀，氣功的探討和研究必將引起一場巨大的科學技術革命。

目前，不少國家的學者，已把注意力投向「氣功」領域，作了不少的理論探索和科學實驗，收集了大量的實踐成果資料。印度瑜伽氣功練習者。用泥土堆埋身體七天，在缺氧狀態下，心率逐漸減弱直至完全停止，開啟後練習者逐漸復甦，活動如常。據資料記載，日本特異功能兒童，在意念高度集中後，前額部可使膠片感光。美國實驗者意念時可使物體運動，使堅硬的合金鋼棒彎曲變形。

國內有關氣功強身健體治療疾病的報導舉不勝舉，年老體弱者重現青春活力，白髮轉青。數十萬人從不治之症的病魔之中解脫出來，恢復健康。氣功熱潮像海潮一樣衝擊神州大地。氣功事業迅速發展，不同形式的氣功雜誌，書籍紛紛問世；氣功研究所、氣功醫院等如雨後春筍林立而生。國際、國內氣功學術交流活動也在多渠道多層次的展開。看來，人們探索自身潛力的決心日漸加大。當今，人們獲得自身完善的條件也日趨成熟。在改造自然界的同時，不斷改造自身使兩者同步發展的可能性也越來越大。

㈠歷代氣功簡況

「氣功」一詞出於近代，古時稱之為吐納、導引、內丹、內功、禪修等等，是我國傳統健身、治病療疾、陶冶身心的鍛鍊方法之一。我國在氣功的研究與實踐方面歷史久遠，有數千年歷史。二五〇〇年前的醫書《黃帝內經素問》之中就有大量的有關氣功的文字記載。《呂氏春秋》「古樂」中也記載當時人們的養身之道：「昔陶唐氏之始、陰多滯伏而湛積，水道擁塞，不行其原，民氣鬱于而滯著，筋骨瑟縮不達，故作舞以宣導之。」此段文字是說古時天陰雨而致澇，河流受阻，水濕積聚，由於不良的氣候條件使人體筋肉、骨骼沈重，不得舒展，所以設計一些肢體的有規則運動，使除去不舒適之感。

●商時期

巫教盛行，人們信奉天神、命運，當時政教合一，宰相伊尹既是政治統治者，同時也是最高的巫教主。為傳授強身治病方法，伊尹即為名家之一。

進入奴隸制社會，人們對自然界的認識，以及對人體自己的認識深了一步，人們對於健康長壽的要求也高了一些。其中有相當一部分學者提出了對巫教天命與神權的否定。各派不僅闡述其政治主張，而且也提出不同的世界觀與方法論，其中重要部分就是對人體自我認識與控制的理論和方法。此時，提出了否定天命之說，確立人天相應的觀點，提出人人均可得道成仙，認為仙、佛與人之間相互通連，沒有永不可逾越的界限。此時形成諸子百家爭鳴的局面，較突出的代表人物有下列幾位。

老子：創立了中國道家學說，《道德經》論述包羅萬象，既是一部哲理論述，也是一部政論策略，又是一部修身養性、氣功修習指南。「五千言」中，批判了過去人們對上天的神化和依賴，指出人與天均規於道中。「天大、地大、王亦大」把人和神等同起來。《道德經》第十章還專門敍述了氣功的練法，強調精神和形體的高度協調統一，始終保持柔和，而且要經常驅除思想中的邪雜思念，保持頭腦清新無垢。莊子在刻意篇中記述「吹物呼吸、吐故納新、熊經鳥伸、為壽而已、此導引之士、養形之人，彭祖壽考者之所好也」。並提出天地陰、陽；表、裡；動、靜；剛、柔對立統一的觀點，道家以順乎自然法則為基礎，練地陰以聚天陽，練內靜以應外動，以體柔順應陽剛之氣的需求，使人體的上下、內外趨於統一協調，這些觀點，對現今影響也是頗為深刻的。

孔子：是中國儒學代表，創始人，是中國很有影響的思想家、教育家。他的學說以仁義、道德為中心內容。其中的養身、健身論述，以及所倡導的禮、樂、射、御、書、數六藝教育，都圍繞「習君子之德」這個中心。孔派氣功，主張以仁德為主要內容，通過靜慮，三省吾身的方法，時刻留意於檢查自己的思想和行為是否符合仁人君子的道德標準、行動規範。仁者靜……仁者壽就是他們觀察分析的一種標準。

●春秋時期

氣功健身治病之法，已經作為一種文化和技術受到當時士人的高度推崇。郭沫若先生曾經考證出土文物「石鼓文」一個小小的玉石柱上精刻有《行氣玉佩銘》「行氣，深則蓄，蓄則伸，伸則下，下則定，定則固，固則萌，萌則長，長則退，退則天，天幾舂在上，地幾舂在下，順則生，逆則死。」這段文字可說是當時氣功發展的高度概括。有理論、有方法，實為練功者指南。

其大意是要求練功者行氣要深沈，才能蓄積，氣聚之後要使之通達經絡，自上而下，而且意識要聚集於一處，這樣氣機才能壯旺，氣機壯旺，新陳代謝進退平衡，這樣才會生機盎然，順乎自然，只有順乎自然法則才能生存，違反自然法則就能造成死亡。

中國古代醫學理論巨著《黃帝內經》成書在此階段。在這書中，氣功的論述占有大量篇幅。「……皆謂之虛邪賊風，避之有時，恬淡虛無，真氣從之。精神內守，病安從來？」最早提出內部變化因素是致病因素之一的觀點，指出，思維頭緒不可過多，精神不要過多外求，體內氣機行運充實，即可保持自己旺盛的精力可以防病治病。「……提挈天地，把握陰陽，呼吸精氣，獨立守神，肌肉若一，故能壽敝天地，無有終時，此其道生」指出人們要得長壽，必須使自己保持陰陽平衡，與天地運動變化同步，呼吸與體內的氣血運化配合，精神內固，內外統一、協調。

●漢至隋前時期

氣功作為修身養性，卻病延年的方術，在士人知識階層中廣為流傳。長沙馬王堆出土文物中就有竹簡記敍十分完整的「卻谷食氣篇」。是最早運用飢餓法治療與調整自己健康狀況的具體方法記載。證明了氣功在人體生命活動中所具有的特殊作用功能。

漢時，佛教自印度傳入中國，禪法、禪理、禪修等方面的學說也廣為流傳，因此，如何鍛鍊思維活動，如何鍛鍊「心性」又成為一個新的內容，豐富了中國的氣功鍛鍊內容。

漢代張仲景大著《金匱要略》中就記述了臨床治療中的氣功鍛鍊方法和原理。東晉葛洪著有《抱朴子》一書，其中比較系統的論述了練丹之術，包括外丹和內丹的練法，至今，有些理論和方法為人們所推崇。

●隋唐時期

巢元方等所著《諸病源侯論》，不但對各種病症病因分析明確，處方用藥齊備，而且隨症化裁，論述介紹了二七八種導引方法，分別運用在各種病病的鍛鍊之中，使氣功在醫學應用上比較前又有深入發展。唐代偉大醫學家孫思邈，在其大作《千金方》與《備急千金方》中，對氣功的辨證思想，論述得更深刻，指出天時、地利及周圍環境條件對氣功鍛鍊者的影響，強調人天合一，陰陽平衡。

●宋代

氣功論述和專著也較多。這一時期中突出的氣功名家，也是儒家氣功代表，大文學家蘇軾著有《續養生論》。

●明清兩代

氣功流傳更為廣泛。此時期中氣功資料也較豐富，如李時珍的《奇經八脈考》，深入論述了氣功行運途徑。曹元白的《保生秘要》詳述了氣功保健的具體方法；張景岳的《類經》則偏重闡發了人與宇宙之間的關係和氣功規律；王陽明的《傳習錄》，側重闡明了內丹功的修練程序；王祖源的《內功圖說》簡練精要，圖文相兼，一般人容易領會學習。歷代史書中，有許多關於練氣功長壽的記載。如後漢書《方術傳》載「王真習胎息之法，年至百歲，視之面目有光澤，似未五十者」。「華陀通曉養性之術，年且百歲而獲有壯容，並創立了五禽之術，名為「虎、鹿、熊、猿、鳥」。冷壽光常習屈頸鶴息之法，年達一百五十歲，須發盡白而色理如三、四十歲的狀態。又如《潘師正傳》中載，師正「清淨寡欲，居於嵩山逍遙谷，積二十餘年，但服松葉飲水而已」。扁鵲是我國古代名醫之一，據說他診察病情，一望便知疾病之所在，並可立判人的生死，甚至可知數里之外病症之發展變化情況。

這些記述，說明氣功可延年益壽，可獲得常人之不可想象的特殊能力。這些人物和事跡雖未經詳細考察，但為史書記載，也絕非一般等閒之輩、平庸之事。特殊本領與超群之力勿容置疑。但他們練習的方式及推崇的理論值得深入研究探討。

各代的道家、佛家、儒家、醫家、武功家互相取長補短，創立了各種學說，建立了多種門派，出版了不少有價值的氣功著作。但是長期的封建社會中，氣功這一瑰麗的花朵雖然在生存發展，並未得到應有的重視，未曾達到繁盛境地，原因之一氣功被人們蒙上一層宗教色彩，為他們的私利所利用，因而使人很難窺探到事物的本來面目。

另外，也有一些人故弄玄虛，以作蒙騙手段，人們眼中這只不過是江湖之術，不為研究者重視。有經驗者，把氣功的原理方法也掩蓋真相，秘而不傳，或只言片語，口傳心授，混雜神秘色彩。因此，這古老學科，竟裹足不前，甚至墮入三教九流之中，長期良萎不分，魚目混雜，氣功這顆明珠在混沙之中大失光澤。

㈡現代氣功發展情況

由於氣功受過去封建影響，長期未被社會重視，乃至新中國成立之後，相當的一段時期內，也未被承認為正式學科，儘管如此，五十年代各功法流派在百花齊放、百家爭鳴中不少老師著書之說，練習者不少，也受到有識之士的關注。此時，出版了數十種氣功專門著作，其中有一些幾乎失傳的氣功功法和典籍，也得到出版和重印。影響較深遠的有周潛川先生的《氣功藥餌療法與救活偏差手術》、《峨嵋十二莊經》等。六十年代起，在我國河北省唐山開辦了第一所氣功療養院，並且收治了一批病患者，療效甚佳，在醫學界中造成很大影響，為氣功在醫學界爭得一席之地奠定了基礎。該所的劉貴珍大夫在傳授功法、用氣功治病方面，在醫學界受到尊重和推崇。

八十年代以後，中國各界對人體生命科學的認識有了很大進步。打破了一些過去人們不敢問津的科學禁區，一些新型學科重新被確認。一九八〇年，衛生部主持召開了全國第一次氣功會議，並同時成立了全國性的氣功學術研究機構。自那時以後，這門新學科漸為各學術研究機構和學者所重視。一些科技工作者對氣功作了不少的實踐研究，如中國科學院原子核研究所顧涵森先生對氣功的「外氣」進行研究，發現「外氣」有二十—四十公厘米／秒的微粒流運動，並伴有遠紅外輻射。力學研究所范良藻先生用壓電晶體傳感器證實，氣功練習有素者用手發功時，有二十—三十毫伏，頻率為五十周的感生電流產生。

這些研究都證實了氣功能夠產生和控制人體自身所產生的一種特有的生物能。海軍熱帶病研究所馮理達先生研究，氣功師發放「外氣」之後，可抑制大腸杆菌的繁殖，證實氣功在醫學方面確有獨特效用，在增強人體自身免疫能力方面具有良好作用。

一九八四年八月，衛生部發出通知，把氣功作為單獨發展學科，與針灸等科同列為醫院的正式科別。這是我國政府第一次正式確立氣功為中醫學一部分的文件。從此，氣功在醫學領域中的地位被正式承認，為以後的氣功發展打下了堅實基礎。隨著政府的重視以及學術界的認識漸深入發展，氣功的國際交流逐年增多，美國、日本、瑞士、西德、加拿大等國都派專人到我國進行考察和學術交流活動。

當今世界醫藥衛生，保健事業的發展畸形地偏向於商品化發展，高科技化學合成藥物的使用，有的藥品副作用較大，甚至給人體帶來危害。高科學技術的發展，並不能阻止人們免疫能力下降。因此，近一時期來，世界各國的人們已把注意力集注在自然、傳統療法方面來。世界衛生組織也專門組織了發展民族傳統醫療方法的機構，對傳統天然藥物和治療方法進行研究探討。氣功熱也自然在世界逐漸形成。

在美國、義大利、加拿大、澳大利亞、瑞士、日本、蘇聯等國家，練習氣功的人數也與日俱增，不少國家建立了普及及氣功的研究中心，並聘請中國、印度的氣功教師前往講學和傳授技藝。據說美國等地練習靜坐者一次竟達數萬人之多。蘇聯把氣功訓練應用於軍事，在航空事業、邊防事業中，都取得明顯成績。自一九七三年以來已經舉行過五次以上的國際性氣功學術活動。學術會議的規範日益加大，內容也日益增多。在宇航訓練、體育競技訓練中，已經取得相當喜人的成績。

印度盛行瑜伽術，與我國的氣功內容大體相同。瑜伽練功側重於培養人們具有獨特本領，超凡能力。如瑜伽師傅的表演往往使人目瞪口呆，他們可以沈浸在大海之中三五天而不窒息，可以掩埋在土中一周而不死亡。日本盛行靜坐法，以求身心解脫。

加拿大一位醫師通過對氣功研究，總結了一套治療精神因素引起功能失調的方法，一九六九年研製了「生物回授治療儀」，取得很好療效。各國逐漸深入氣功科技研究。隨著研究和實踐的發展，終有一天會徹底揭示出氣功全部真諦。

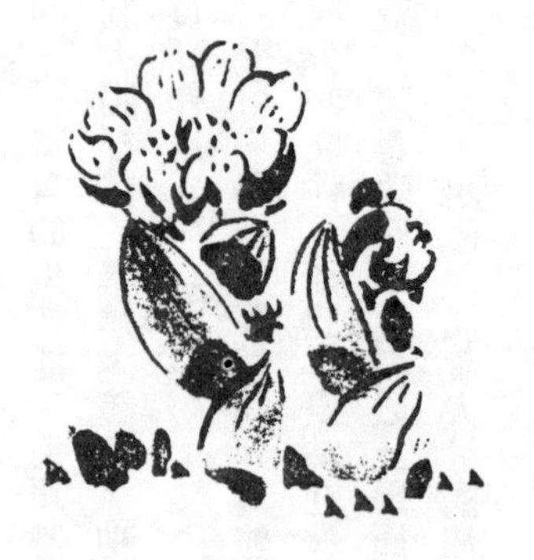

二、氣功基本概念

因我國氣功流派繁多，有儒、釋、道、醫、武等不同派系，各家各派的世界觀、方法論以及修辭用語的含義不同。因此氣功的術語與講述方法也難於統一。另外，因長期以來氣功只在民間流傳，口傳身教者多，見於文字者少，就是有文字記述，也因不願披露核心精髓，而不甚真實，甚至故弄玄虛，有意掩蓋事實真相的資料也不在少數。

有蓋氣功內容與概念簡介如下。

㈠氣

長期以來，對氣的認識概念極為含混。關於什麽是「氣」認識不一，一些人認為「氣」是一種功能，另一些人認為「氣」是一種物質。有的甚至認為「氣」是虛設的概念，是玄學中不存在的概念。目前，逐漸被各界所接受的是中醫理論對「氣」的論述。

中醫理論認為「氣」是客觀存在的一種物質。《黃帝內經素問》中敍述「自古通天者生之本，本於陰陽，天地之間，六合之內，其氣九州九竅，五藏，十二節，皆通乎天氣，其生五，其氣三，數犯此者，則邪氣傷人，此壽命之本也」。指出氣存在於天地之間，是萬物生存之根本物質，這種物質有生發和收藏兩種對立的特性。而且與人體五臟六腑、四肢百骸、五官九竅等有緊密聯繫，各部位、各組織之中都存在著「氣」這種物質。同時人體之中「氣」的變化與天地間氣的變化是相應的。

氣與人天關連有一定數理關係，若五形之氣與天、地、人的三氣不統一，發生偏衰，就可導致人體疾病。因此可以說，「氣」是人體生命活動的根本。

「氣」不但存在於人體內外，而且具有特殊功能。「氣」能維持和推動肺的呼吸活動。「氣」能推進食物運化和吸收，促進新陳代謝。「氣」有充實肌膚，保護機體不受外來物質的干擾和侵害，並具有使機體光澤，顏色佳艮，它像霧露似的灌溉著機體，使人具有活力。人們的生命是以「氣」為基礎，天地間的一切生命活動也都離不開「氣」。人的生命完全依賴於「氣」的存在，因而「氣」是人體生命之中不可缺少的，近幾年來研究與測試證實了「氣」具有聲、光、電、磁、粒子和紅外輻射等物理效應。因此，可以認為中醫理論中所提出的「氣」的概念得到了初步驗證。因此，我們可以用如下概念來說氣：

「氣」是人體生命活動中的一種動力物質。

「氣」這種物質具有運動的特性，同時「氣」又必然與一定的生物體結合存在。「氣」存在於人體組織之中與組織結合，完成人體各部的功能。人體組織與「氣」結合能力差，運動與活動功能亦趨下降。與「氣」的結合狀況不但決定著功能狀態，而且也能改變組織的結構形態。「氣」的運動有相對的陰、陽兩種變化，表現於形體狀態即是動、靜。「氣」與形體物質結合隨時呈陰陽轉化狀態，因而不可能一成不變。由於「氣」的運動變化不同，與形體物質結合狀況不一，中醫術語中，就依「氣」的功能、部位、特性不同，而又有下列幾種不同的氣的概念。

●元氣：

可比喻為原始之氣，它來源於先天稟受於父母之精，存在於腎，成為人體生長發育之動力（包括了現代學術界稱之為遺傳因子的因素）。元氣形成在母體胎胞之內，隨其母體呼吸和營養而逐漸成長，胎成之後，呼吸、吐納、營血都依靠臍帶與母體相連。古人認為臍是人體初始氣之所在，故又稱元天祖氣，或稱天心，虛靈一點等等。

元氣是生命之源，人生的根本之氣。全身各部之生命之氣都源發於此。元氣包括陰、陽兩個方面，存在於腎與氣海穴之間。胎成落地，臍帶斷落後，元氣狀況即停滯固結於此間。以後人體呼吸、吐納、營血轉運均屬後天之氣。元氣是主宰人體生命的重要所在。元始祖氣充盛，則壽命延長身體健壯；反之則壽短體衰，後天之氣運行起始後，元氣則逐漸減弱，以至消失。元氣盡時，則壽命夭折。歷代胎息術、返還功，都欲以後天之氣培補先天之氣，求延年益壽，故常集中注意力於下部臍部。

●真氣：

是人體中先天的精元氣，與後天飲食、呼吸出入之氣結合所化生的運化物質，是人體生長發育、健康長壽不可缺少的一種物質。≪靈樞經≫中寫到「真氣者，所受於天，與谷氣並而充身著也」真氣的盛衰對人體健康關係甚大，人體遭致各種病痛就是因為真氣減弱所致。

古書中的「正氣存內，邪不可干」。「真氣充實壯旺者，易醫，真氣虛損者難治」。「虛賊邪風，避之有時，恬淡虛無，真氣從之，精神內守，病安從來」。這些論述不但說明了真氣是人體健康的根本，而且也指明了真氣保養應當精神愉快，思慮要盡量減少。氣功強調內練一口氣，外練筋骨皮。所指的一口氣就是人體生命的真氣。

●天　氣：

人體生存在天地之間，呼吸之氣即為天氣。人們呼吸氣體在體內進行氣體交換，體內新陳代謝正常進行。天氣是人體中組成真氣的一部分，主要由肺部加入調節。≪靈樞經≫五味篇論，「其大氣之博而不行者，積於胸中，命曰氣海，出於肺，循喉嚨，故呼則出，吸則入」。指明了天氣的特性和集聚的部位。同時，也指出了天氣因周圍環境變化，其氣的性質對人體有影響。「蒼天之氣，清淨則志意活，順之則陽氣固」、「陽氣者，若天與日，失其所則折壽而不彰，故天運當以日光明」。古人早已認識到煦和日光，清新空氣，對於人們長壽、健康有重要作用。

●營氣與衛氣：

輸送體內的營養成分、維持生命活動稱為營氣；增強體內的免疫能力，外禦邪氣不使侵入體內，則驅逐邪氣外泄，不使五臟功能失調，稱為衛氣。營氣和衛氣往往相伴而行，但功能不同。營氣由水谷之精華運化組成，作用在於調和五臟，並使六腑的代謝功能加強，營氣存在於脈絡之中。衛氣也是由食物中之精華成分生成。衛氣存在於筋肉之內，脈絡之外。主要作用在於保持筋肉之中持續恒定的溫度，使皮膚功能充實完善，保證機體對外邪侵入有嚴密的保護功能，同時又保證體內有害的邪氣外泄，起到良好通透作用。氣功鍛鍊，對氣機影響大者莫過於營衛二氣，見效最快也在於營衛二氣。

●宗 氣：

宗氣是驅動心脈運轉流行，使呼吸漲落的動力物質狀態，是生命之氣的重要組成部分。宗氣留存在氣海穴，積藏於胸中。胸腹的張弛起落，不但促進血脈流動運行，而且使肺部呼吸順暢，宗氣為後天形成，具有陽性特徵，有引伸、燥動特性。元氣藏於丹田屬先天，具陰體特性。

氣功練習往往把上下這兩部分的氣，通過一定的運動形式結合起來。宗氣與元氣相互配合，把呼吸、心血運轉與身體生長發育機能統一協調起來，這就是古人所謂的「坎離相交，取坎填離，水火既濟」之法，也是促進宗氣發展的方法之一。

(二)意

意是人們運用氣的一種狀態，也是人體的一種功能狀態。《靈樞經》中指出「心有所憶謂之意」。《黃帝內經素問》的宣明五氣篇中「有心藏神，肺藏魄，肝藏魂，脾藏意，腎藏志」之說。說明意的內涵和五臟的關係。意藏於脾，意的集中，擴散狀況，意的集聚強弱程度與脾的關係密切。

脾的功能狀態可決定於意的狀態，意的集散與強度也可直接影響脾的功能。人在生活中，由感觸、觀察的積累，往往形成一種感念，這種感念的持續存在就是意。感念的強弱往往與外界環境條件的刺激有關，同時也與人體內氣機的盛衰狀況有關。自然和社會的條件千變萬化，事物出現在我們的眼前龐雜無序。在意的調節和控制之下，無益於人體的事物、景態可以因「意」的調節而迅速消除其痕跡；有益於人體的事物、景態可因「意」的作用而長久保留，哪怕是極為細微的痕跡。

「意」是由心力集聚的反應，「念」即是通過心、口反覆默誦強化加強意集聚的一種方式，所以通常意與念配合一起稱為意念。意念之中有正念、雜念和邪念之分。所謂正念，是指人們在變化的社會條件之下，攝取心力以能順應天、地與自身自然發展的規律。雜念是指人們的心力集聚雜亂無序，不能與自然規律同步運轉。邪念即是指人們的心力集聚違背自然規律，能形成損害人們或自身損害的意念。

氣功強調培植正念，形成正念，練功者保持正念、方法始終如一，因而能產生良好的生理效應。要維持正念也並非容易，要時時排除雜念，如雜念干擾正念，則生理效應受到影響。邪念是練功中的大敵，有害於身心。因而意念的純正，對氣場的量與質影響甚大，要獲得新清之氣，練功中必須要有純正的意念。

(三)神

「精」和「氣」同樣也是構成人體和維持生命活動的基本物質，構成人體的部分稱為生殖之精，維持生命活動的為水谷之精，神具引伸發展之意。神是由精與氣相結合化生而來，是物質運化在人體功能活動中的高級形式之一，神所依賴的物質是人體中精華之氣。「精、「氣」」運行於「心腦」，使人的精神、意識、知覺、思維等處於有「神」的態度。人所以與其他動物相區別，就在於有神氣的存在，由於神氣的通行，人的功能與動物功能有本質差異，人的生命活動、健康狀況、智能狀況、體能狀況、壽命長短都與神的集散、運行方式有密切的關係。神氣集散可決定生命活動能力強弱，神氣清與濁的狀況可以決定生命活力準確、靈敏程度。即所謂神聚則生，神散則亡，神清則靈，神濁則愚。

中醫認為五臟、六腑，四肢百骸、經筋、脈絡，無不秉受神氣的支配。西醫學則認為人體高級活動中樞部位在腦，腦支配高級神經活動，高級中樞的活動支配人的一切精神與生理活動。中醫則認爲「心」是神之所在，中醫所稱的「心」並非單純指心臟，而是功能群體的統稱，其中也含有腦的功能部分。

氣功鍛鍊促使心神清淨，使心神聚散有序，提高效能。心神鍛鍊是氣功訓練中較為困難的一步。要保持清新必須與重、濁的邪雜意念脫離，因此要保持高水平的道德情操，不要為外界的各種欲念所束縛，要擺脫各種貪求，要寬厚待人，嚴以克己，經常保持頭腦清醒，使自己心神處於恬、愉境地，則心神內固；五臟六腑安定順暢、調和，才能使身心順達，收到強身健體、治病療疾，增強智慧，調節情感，健康長壽的效果。

(四)氣功的分類

氣功是有效控制調節人體生命活力的一種鍛鍊方法，但達到可以自如控制則並非易事，也不是短時間可以完成的。氣功必須經歷有規則、有秩序的相當一段時間的鍛鍊過程，需付出很大努力，才能產生出一定的生理效應。那種在導引之下受到引動，在特定語言、意念之下自發運動現象，並不表明氣功達到一定的水平，而僅僅是氣功方法應用之一。對於氣功的看法和認識，因見解不同，差異頗大，說法不盡統一。有人認為氣功是練心之術，可以陶冶情性；有人則認為是「鍛鍊呼吸的功夫」，屬於吐納之術；有人則認為氣功是無稽之談。應當看到氣功對身心鍛鍊起雙向作用，它具有調節生理功能，也是調節心理狀況的功能。儘管目前氣功之謎尚未完全被揭開，但絕不應當視為唯心的玄學加以否定。

氣功的分類如下：

當前，氣功若按動靜外部形態分類，可分動功與靜功二類。動功以形體的外部形態變化運動來調節身心發展，使意、氣、神在特定的運動形式中求得統一平衡，臟腑、氣血、陰陽、經絡能夠流暢合順。動功中仿生運動較多，如模仿龍、蛇、猴、熊、虎、鶴、龜、鹿、大雁等動物的運動形態，通過鍛鍊常能改換人的意識活動，使人的耳目一新。靜功則是保持形體在一定的特定姿勢，促進意、氣、神的發展，求得氣血、經絡的循行通暢，外靜而內動，達到內外統一的效果。

靜功有站式、坐式、臥式之別，又因行氣用意不同有大周天、小周天、酉卯周天、放鬆功、洗髓法等不同功式。動功與靜功常常沒有明顯界限，往往在練習之中相互轉化，相互配合。

如按氣功各環節要求，產生的生理效應差異，也可分為三類。

側重於呼吸的有吐納、隨息、踵息、胎息、忘息、聽息、數息，潮息等方法，這類功法治病療疾效果明顯，對呼吸、消化、內分泌系統疾病的療效尤佳。

側重於神、意要求的有，內視、返照、守丹、緣境、忘形、空寂等方法，這類功法對增長人體智能，對形成超常能力有一定助益。

側重於形體運動要求的有，行步功、五形、十二象、天罡，八卦、太極、形意等各種仿生、效形運動方法。這類功法對平衡陰陽、強壯體魄、歡愉身心有艮好作用。

依照哲學理論和世界觀不同，氣功又分為儒、釋、道、醫、武幾個派別。

●儒家氣功

以孔孟為代表，以中庸思想為基本綱要。練功不但要求健身，而且要陶冶情性，行走坐臥都講求具有君子風度。忠於君王，孝敬父母長輩，以仁愛之心處事待人，以德修成君子之義，敬重天地君親師。練功時以上述條款為中心思想，要求形體動作要中庸、正直，具豁達之態。要求思維、意識要符合仁義道德的要求，經常用思省的方式來檢驗自己的行為規範、提倡一日三省吾身，用此以養成雍容大度、浩然正氣。這些練法對增長智慧、修養身心具有良好作用。

●釋家（佛家）氣功

以釋迦牟尼為代表，以禪修為基本方法。禪修以練心境為根本，對形體要求不多，外體多以固定靜態為主，而使內心活動規於統一的方式，使思維修煉達到入勝境地。使人們通過禪修迅速領悟人生哲理，認識涅槃之道路，使其心境得到極大解脫。禪修以控制鍛鍊意識為中心，常常通過三個過程，即戒、定、慧來實現修習目的。

戒是除掉一些雜亂妄念，為了保持正念制定了多種約束修行者行為規範的條規。戒是禪修的初級階段，是進入空境的起碼要求。以後，在空寂的思維狀況下，保持住這種境況即屬入「定」階段。「定」的階段是性空達到清淨澄明的狀態，這種狀態常以水中之月來譬喻。在「定」的基礎上持之以恒，即可達到「慧」的階段。在此階段常可表現出超人智慧和體能。即現代人們所常稱謂的特異功能。

（佛家）以往側重思維的修煉，比較忽略人體形體運動，但後來學者，瑜伽派認識到形體運動的重要性，因而形成了各派形體鍛鍊方法。佛家練功中因對象和目標不同而有大乘、小乘之分。大乘功法以解脫衆人之苦為己任，在教學方法，普及擴大功法影響方面有特色。小乘以求自身成佛為宗旨，在深入修煉方面有特色。

●道家氣功

以老子、莊子為代表的道家，以天地運轉為中心，以自然法則為根本，練功修道力圖能與天地同步，求長生不老之效。道家理論對中國氣功發展有巨大影響。道家重視性命雙修，主張內外相兼。

對人體中氣機的集聚，循行方式都有細緻研究。對如何選用和配製對身體有益的食物，使其成為丹藥也有獨到的認識。道家氣功認為，要修得真仙之體，到達羽化登仙的勝境，必須依其自然發展順序一步一步深入。

道家最重練丹，練丹之中，又特別注重於內丹。≪黃庭內景經≫認為內丹養成之後，體內的機能逐漸發展成為「聖胎」待「聖胎」發展到一定程度，即可出入自由，功能奇異，達到如神化仙的地步。

另外，道家對於外丹生成之術也有深入研究，如何練習身體，如何配製飲食，如何配製丹藥，以提高身體體能、智能，都有獨道見解。這些研究對治療疾病的藥物配製，對健康長壽的營養品調配都具有很大影響。

●醫家氣功

傳統中醫治療、防治疾病十分注重身體鍛鍊，特別主張預防為主，把治病重點放在以預防疾病的基點上。從人體陰陽變化，以四時順應天地氣候變化，主張人要注意精神調養意志堅定、勞作適度、不要過度勞心等。

●武術氣功

武術家練習氣功，以強健體魄為目的。通過氣功鍛鍊不但能獲得非凡的身手，而且還要練就成能夠承受大打擊的強大體能。使自己在格鬥競技中有克敵制勝能力。武術氣功家亦強調內外兼備，外練筋骨皮肉，內練精神氣力。練筋骨要兼行內氣，練內氣時也要配合形體鍛鍊，如羅漢功、金鐘罩、鐵布衫、銅頭、鐵臂、鐵砂掌、一指禪、二指禪、珠砂掌、金剛錘等等功夫。

武術氣功因方法不同，又有武當派和少林派之分。少林派長於拳腳，多以達摩祖師為尊，拳法功法多以佛門僧人形象與法事狀況為內容。武當派長於象形鍛鍊，多以張三豐為崇拜對象，拳法功法多以自然景觀，天地變化規律為內容，以道家學說為基礎，有五形、十二形、八卦、形意、太極各派系之分。

雖然武當、少林在練習方法上有差異，但在精、氣、神、形的集聚統一方面，使其高度協調達到人體最高效能的要求上，大體是相同的。

三、人天相應論

天地任何事物都要影響到人的生存，體內的各種反應與天地之間變化都有一定聯繫。

㈠天的含義

天是宇宙寥廓蒼穹的代名詞，日、月、星、辰，僅是至高至遠無限宏大的巨系統中極其微小的一部分，古人稱之為「太虛」。目前人們已經探索和認識了宇宙中不少星系，但因認識手段與方法限制，還不可能認識所有星系。天的範圍難以概括，故只能依大而又大表示，故名曰太極。星系中各星體的相對運動因結構、位置不同，其外周的物質能強弱也不相同。古人把太陽、地球、月亮、星辰（包括北極七星、二十八宿）運動時所產生的物質屬性歸納為陽與陰。朱子曰：「天之四象，日月星辰，地之四象，水火土石」。邵子曰：「太陽為日，太陰為月，少陽為星，少陰為辰。」（《類經圖翼》）

日：即太陽，是星際中銀河系裡極平常的一顆恒星，是10^{14}顆恒星中之一。是一個不斷燃燒著的熾熱火球，向星空四周散發著能量，這些能量包括光、電、磁、熱、引力波等形式。

古時人認為「日為陽，屬火，萬事萬物皆不可無火，火為生化源泉之一，火性主急而偏則烈，火性亡而親上，火本陽，外明而內暗，陽體宜明」。這些都說明了當時人們已經認識太陽對人體生命活動的重要性，人與天地運轉的關係是不可分割的。

地球：是人類賴以生存的星球，是太陽系中圍繞太陽運轉的一顆行星。地球一面繞太陽公轉，一面又以南北極為軸自轉不休。自轉一周為一日，公轉一周約需三百六十五—三百六十六日，稱為一年，一年中因兩者之間相對位置不同，地球上得到的光能和其他能的多少不定，形成春、夏、秋、冬四季，並生成各式各樣的生物效應。

月：月亮是圍繞地球運轉的一顆衛星。月球在運轉中與地球、太陽形成不同的角度與不同方位，對地球上的物體、氣候等等都有直接影響，如每日潮汐，每月中人的生物鐘運轉，都會隨月球運轉有所變化。

星：太陽系中，除地球之外，還有九大行星，有水星、金星、火星、木星、天王星、土星、海王星等。

值得特別提到的是北極七星（因七棵星組成斗狀，故又稱為北斗星，）人們通過對北極七星的相對位置變化觀察，可以預測地球上節氣變化。古時人已發現北極七星距北極很近，地球運轉時，北極位置相對不變，但七星的排列方向卻有所不同。一年之中，北極七星斗柄所指方向每個月都不一樣，一年之後正好轉到一周。七星中第一星稱為魁，第五星稱為衡，第七星稱為杓。古書中記載「斗柄東指，天下皆春，斗柄南指，天下皆夏，斗柄西指，天下皆秋，斗柄北指，天皆冬」。古時人認為北極七星為天的樞機，理天地循環之機運，四時推遷之道。無數氣功師對北極星與人的關係研究甚多，有人認為這是天上尊惡之星，為先天之純陽，離火之精氣。練功時多依斗柄轉換不同配合一定練法，認為與斗柄運動配合就能與天運同步。

二十八宿：日、月、星、地運轉在一定時間、方位，總與天體中二十八個星座相聯繫，如歸附的房舍一般，故稱之宿。二十八宿的出沒，是人們觀察天地運轉的，也可預知氣運變化的大體狀況，因而歷來為練功家所重視。

㈡人天相應

人生存在地球上，地球又不斷地在太陽系中運動，變換著方向位置。天體中，運動著的地球受各星體引力場和光能的影響，地球內部和外部的物理、化學、電、磁、熱能等各種條件發生變化。這些變化直接影響到人的生命與生存。在引力場影響下，地殼的運動會產生各種地磁現象，會引起人們生物場的波動，人的感覺、情緒都會隨之變化。

光能和其他熱能可以引起地殼表面氣象變化，如形成風、熱流、寒潮等現象，同時也引起人們的生物反應。天地運動有一定的規律性，人的生存也有規律性反應。天地有溫、熱、涼、寒轉化，世間生物則表現生、長、化、收、藏現象，生命過程則有生、長、壯、衰、亡過程。自然界的風寒、暑濕、燥火六氣，由六氣的消長進退組成了基本物質的差異，形成木、火、土、金、水五種基本物象特徵。

人的整個生命過程都受著自然環境和條件的影響與制約，決定著人的性格、興趣和生活習性。人從孕育開始就脫離不了與天地之間的聯繫，母體在不同的光等和不同能場的作用下，食物中的基本元素如碳、氫、氧、氮、硫、鐵、銅、鈉、鉀、鈣、鎂的含量不等，胎兒形成時的物態組成狀況千差萬別，加上遺傳基因配對差異，胎兒的物質狀況先天差別就已存在。出生時期光照與能場強弱對初生兒影響也很大，對人的性格、習性，以及對外環境的適應力都留下深刻的痕跡影響。

人的不同物質屬性特點，中醫歸納為木、火、土、金、水五種物質屬性，又依其氣運勝衰，條件區別分二十五種不同類別。二十五種類型中人，在體質強弱，稟性剛柔，抗病能力諸方面都能表現出他們之間的共同特點，又能反應出他們之間的不同分別。這些人們的差異現象，都是受天地運轉時物質聚散生化狀況不同所影響。這就是人天相應觀。

為了觀察和計算天地變化的規律，中國古時人們發現天的變化以十為周期，即甲、乙、丙、丁、戊、己、庚、辛、壬、癸，稱之謂十天干。又發現地上的各種變化以十二為周期，即子、丑、寅、卯、辰、巳、午、未、申、酉、戌、亥，稱之謂十二地支。天與地的變化是協調統一的，它們之間結合起來觀察也有規律性的表現，這種規律可用甲子來分析、計算。

甲子之數是天干、地支相合的最低公倍數，是天地配合行運六十年的一個周期，在這個周期之中，天變經歷六次天干變化周期，地變經過五次地支變化周期。干、支結合時的氣象、天象、物象，都表現有各自特徵，對人類的生命活動產生直接影響。通過數千年的觀察，證實了甲子、干支周期的影響和變化是客觀存在。在甲子周期運動中，天地位置總在變化，光照能場強度不同，物質特性也不相同。

天干地支配合如丙、丁、午、未時常常出現氣候燥熱生火的特點，壬癸戍亥時多現寒濕生水之象。天地運轉中出現平衡、偏陽、偏陰的特點，地表生存之氣即表現「平氣」「太過」「不不」的特點。人的生命活動過程只能經歷甲子運轉一至二個周期，個別的人可達三個周期。人在這種環境條件下，又因地理位置不同、陰陽氣機運動方式及數量不等，人則處身在氣運不平衡狀態中。但人的生命狀況又必須保持相對平衡，人天相應關係可說是總體的不平衡與個體平衡狀態的協調關係。人與天的關係協調穩定時，則健康狀況艮好；若平衡失調或受到破壞而又不能及時得到調整時，則疾病、死亡就將發生。天地之間動與變化是永恒的，不平衡狀況是絕對的。人的生命過程中的動與變也是不斷發展，但與天地同步的協調能力卻是相對而又較短暫的。

㈢順逆生存

天地運轉要引起氣數的陰陽盛衰變化，人的物質狀態與氣數有一定限制。天地氣機行運與自身氣機為同一屬性時要依順序而發展，以應天變。若天地氣機偏盛或減弱時，人體的氣機運轉則往往出現逆向發展，或天地之氣機與自身氣機屬性不同時，也會逆向發展。一順一逆都是保證人身的氣機平衡統一，與天地運轉協調一致。然而，中國古時的《老子道德經七十七》指出如果僅僅順天地運化規律發展，不能補足人身氣機的不足，有見識的人，還應當逆行天道，以補其自身的不足。如天運至夏季酷暑燥熱，人身也煩熱出汗，汗出為順天道而行。然而如果在酷暑燥熱中人能做到身心清靜，氣機順暢，即可達到外熱而內涼，正如俗話所說：「心靜自然涼」。這就是逆天運之法。

天運轉於冬季，嚴寒冷凍時，人們為適應環境，多加厚衣被，生火加熱等為順天而行。但也可單衣、薄被、運動軀體等，以增氣機運轉熱力，雖外寒而內熱，也是順逆之法的應用。因此，天人相應的有順逆二法，使天地、陰陽平衡，人天氣機諧和。

㈣八卦運轉

天地運動永無休止，運動對宇宙空間物態產生巨大影響，由於運動有周期與規律的變化，這種變化直接涉及到各種生命活動過程。八卦，是古人認識和分析天地與人體運動變化的理論和方法，用現代語言，可說成一種系統論。八卦運動是人們認識生命過程規律、程序規律最有價值的方法論之一。

八卦有先天與後天之分。先天八卦稱為伏羲八卦；後天八卦稱為文王八卦。先天八卦以天地運化的氣象順序為卦序，分別以乾、兌、離、震、巽、坎、艮、坤為序，並以陰陽對立轉化為特點。後天八卦以物體方位與屬性來作卦序，分別以巽、離、坤、兌、乾、坎、艮、震表示。任何人都脫離不開八卦運轉變化規律。

人從孕育、出生、發育、成長、生殖、健壯以至衰老、死亡的過程，就是一個由先天氣勢變化與後天形體變化相結合的自然發展規律。先天之氣由少而多，氣勢再由多漸少，以至散失。後天之形由弱而強，形體由強而弱，以至衰亡，其中都有一定數理和程序。

古人認為男子為陽體配以偶數（偶數為陰），以老陰之數八配搭計算周期。故男子八年為一小變化周期。女子屬陰體配以奇數（奇數為陽），以少陽之數七配搭計算周期。故女子七年為一小變化周期。天地運轉時，男女經歷一定時期身體的生理變化有一定規律。

《黃帝內經素問》上古天真論「人年老而無子者，材力盡邪？將天數然也」，指出先天之氣數不足，則生命力不足。

「女子七歲，齒更髮長。二七而天癸至，任脈通，太衝脈盛，月事以時下，故有子。三七，腎氣平均，故真牙生而長極。四七，筋骨堅，發長極，身體盛壯。五七，陰陽脈衰於上，面皆焦，髮始墮。六七，三陽脈衰於上，面皆焦，髮始白。七七，任脈虛，太衝脈衰少，天癸竭，地道不通，故形壞而無子也。」指出女子，七歲、十四歲、二十一歲、二十八歲、三十五歲、四十二歲、四十九歲的小變化周期。在每一階段中均有生理、身體的變化特點。從發育→生育→健壯→衰退→衰老等推演了女子的八卦變化規律。

「丈夫八歲，腎氣實，髮長齒更。二八，腎氣盛，天癸至，精氣溢瀉、陰陽和，故能有子。三八，腎氣平均，筋骨勁強，故真牙生而長極。四八，筋骨隆盛，肌肉滿壯。五八，腎氣衰，髮墮齒槁。六八，陽氣衰竭於上，面焦，髮鬢斑白。七八，肝氣衰，筋不能動，天癸竭，精少，腎氣衰，形體皆極。八八，則齒髮去」。指出了男子八歲、十六歲、二十四歲、三十二歲、四十歲、四十八歲、五十六歲、六十四歲的變化。

男女生理、形體變化都有定數，而這些數是天地運化的時間，距離、方位的集合，反映於人體。年、月、日對人影響也不相同。

年：地球繞行太陽一周。地球因行進在天體中位置方向不同，陽氣的多少不等。天地氣候要經歷風、寒、暑、濕、燥、火等幾個變化過程。人們在年運動周期之內，其內外環境均要與天地變化相適應。一年中四時、八節，臟腑的功能也有差異。

春季肝氣條達，筋經喜舒軟鬆活；夏季心氣亢奮，血脈流行，神氣易動難靜。濕勝長夏，脾胃功能壯旺，脾胃之氣往往太過而有所不能調合，故常臨死門。秋季為燥，肺氣盛，皮毛開張，毛孔亦易開，而外又寒，內外不易調和，故多易外感風寒，咳嗽外感。冬季為寒，腎氣主收藏，腎與膀胱之氣盛。

月：月球繞行地球一周，月周期之中有朔、望、虧、盈不同時期。月屬陰體，對人也有影響，陰體所載氣數不同，人體中的氣機反應也不一樣。在不同的時空中，因所處八卦位置不同，思維敏捷程度、情緒飽滿狀況、體力的強弱都有不同。月的虧盈也能引起人體生物能力的周期性變化。

日：地球自轉一周，形成晝夜差異。晝夜運轉也可按八卦程序來分析，人體生理亦隨之變化。古時依子、丑、寅、卯、辰、己、午、未、申、酉、戌、亥十二地支時辰，計算時間空間位置移動狀態。人體氣機運轉也與時辰緊密聯繫，有巽、離、坤、兌、乾、坎、艮、震變化，各在八卦中變化。

子時配震卦屬木，氣旺於膽，入出於生門。丑時配巽卦也屬木，氣旺於肝，入出於傷門。寅時配乾卦屬金，氣盛在大腸經，出入於開門。辰時配艮土，氣旺於胃，出入於生門。己時為脾屬土，配坤卦，出入於死門。午時為火，配離卦，氣盛於心，入出於景門。未時屬火，氣盛於小腸，亦出入於景門。申時屬陽水，氣盛於膀胱經，出入於休門。戌時屬陽火，氣盛於心胞經，出入於景門。亥時屬陽火，氣盛於三焦經，出入於休門。

一日當中，陽氣充足旺盛時，人體生命活力旺盛，陰氣充足旺盛時，人體安靜休息。陽氣生發時，人的活動力逐漸增漲，陰氣充盛時，人體活動能力下降。陰陽轉化有序，人體生命力旺盛。

善於攝生養身者都非常重視依八卦運轉程序，採用相應方法來調配陰陽氣機，使身體內外相互配合，剛柔相互補充既濟。不但總體上要注意順天地運化，同時要注重鍛鍊延緩自身八卦運轉的能力。順應天地運轉之機，則能趨利而避害。但由於先天之氣又不能長久保持，有時也需逆八卦運轉，則可能奪得先天造化之機，補後天精氣的不足，使人們主動地克服天地變化的不利因素。八卦運動的規律一經人們掌握利用，可以提高人們的適應能力、減少自身的物質能量的損耗，時間延長，效能增強。因此，人天相應是可以積極、主動地進行，減少人們生存的盲目性、被動狀態。

數象相應：天地間事物變化皆處於運動之中，而一切變化又有一定數量和質量的關係，這就是數象，數象也可以用八卦來推演、研究。天陽要依附於地陰存在，地陰又必吸附天陽才能成立。形體運動變化之象有一定數的關係，而氣的變化只是有象而無數。為人們認識到陰陽不能獨立存在，只能相互匹配，所謂獨陽不生，孤陰不長。陰陽之數，即是人身生存之數。

人稟陰陽之體，陰陽之體象，變化依天地變化之數而定。人體氣質、體象的強弱不但與天象有數的聯繫，而且與自身年齡之數，季節月份之數，時日順序之數緊密相關，人體各種生理功能因數的不同，而有不同表現。如春三月木氣旺，木旺時體內氣機多聚生於心、小腸。秋三月金氣旺，金時時氣機多聚於肺與大腸。冬三月水氣旺，水旺時氣機多聚於腎與膀胱。

又如子時腎中氣數動而生，卯時氣數至肝，至陽位如春分。午時氣數集注於心，此時如夏至之位。酉時氣數集注於肺，此時如至秋分。周而復始人體之氣與天地運轉之數同步，氣機運行與天地相通。

四、龍形氣功

按照龍、蛇的生與形及運動特點，編組而成的一種仿生練功方法，稱之為龍形氣功。

㈠源　流

龍是中國人崇敬的吉祥信物，是一種抽象化、神化的動物形象。其形體為獸頭、蛇身、利爪，能飛、能泳於天地之間，海闊天空，無所不在，是能興雲降雨的一種神物。

七十年代，考古學家在四川自貢市掘出恐龍墓穴，發現了不同類型的恐龍化石。有陸地上的巨龍，水中的栖龍，天空中的雲翔的翼龍。身軀巨大者數十公尺，小者數公分，形如棗仁。證明了數萬年前的大地上，龍是主要的動物，是當時世界的主宰者。

龍的傳說不無道理。

在佛家、道家學說中，龍都占有重要地位，認為龍是陽氣匯聚的象徵，是維護生命活力的標誌。

龍形氣功是依據佛、道家之學說，結合中醫理論，以及中國武功養生原理，在中國著名武術家，中醫骨傷科專家鄭懷賢教授的經驗基礎上，編組而成的一套養生、健身練功方法。此套功法，取龍的形、意之義。練功姿勢可大可小；形體用力發勁可柔可剛；升騰起落可上可下；輾轉運動可屈可伸。練功時，自然、瀟灑、舒適、生機盎然，功效無限。

(二)龍形功特點

龍形功動靜交替，根據天時運轉的節氣、秩序，與人體自身生物節律，以及運動的氣息、神態的順、逆關係，來安排相應的練功形式。無生搬硬套之虞，嬌柔造作之弊。練功時，心明神正，氣息自然，形體柔順為特點之一。

龍之性動靜分明。動靜狀態又緊密地與天地自然變化聯繫，顯現節奏分明。龍之身形運動以柔為主，行動如波濤、浪湧，體現了剛、柔相濟，以柔制剛，以柔制勝的特點。龍形功以環形或螺旋柔體浪動為基本形態，使身體之氣機與自然之氣相互流轉、貫通。龍性為陽，表現至剛至烈、凶猛、彪悍、意志堅定、敏捷速變的特點。當氣機順暢之時，雲行旋雨，品物流行，風調雨順，萬事安泰。若氣機逆反時，則天崩地裂，水火燥亂，生機凋零，萬事艱辛。

龍形氣功，練功如龍形體運動，特別強調柔其軀體，才能使陽氣順行於經絡；以圓環運動，使氣機往復，制其心火，使氣機暢行於臟腑，勿使外泄，使內體氣運充實，內外調和。修煉身體的柔和的養生之術，歷來為各練功家所重視。

生活中，人體陰陽二氣，在身體動靜，剛柔的矛盾中保持平衡。但人因生存之需要，一般表現為動、剛有餘，而靜、柔不足。人體動與剛的狀態容易形成，而靜與柔的習性卻難於培養。動與剛，可隨先天自然發展，靜與柔卻要在後天之中刻苦磨練。因此說動與剛是順自然發展之理，靜與柔為把握己身之道。龍形功，以修煉靜、柔為重點，平衡其陰陽。因此形柔、心靜為龍形功特點之一。

八卦中論述，太極動而生陽，靜而生陰……形以寓氣，氣以化神，陰陽剛柔為天地變化之四象。練形體「至柔」實則是聚集陽氣，引發生機，調和陰陽，維持平衡中的不可缺少的步驟。龍形功練體柔是打破自身氣機禁固與束縛的一種手段。是使人天之氣相互補充，取後天之氣，補先天不足的重要措施之一。龍形氣功功法口訣為「靜中寓動，動生萬物；動中求靜，靜聚全神」、「剛在柔中取，柔在剛中求」，指出了柔與靜的重要，同時又指明了柔與剛，動與靜之間關係，是對立統一不可分割的。這又是龍形功特點之一。

(三)龍形功對人體的效用

脊柱是人體生命活動的樞機部位，脊柱柔化、有序後，可增強人體的生命活力，防止衰老，治療疾病。龍形氣功依仿龍蛇身形運動方式，以圓環、波浪柔動方式，使脊柱得到充分的柔和運動，其呼吸均勻，舒暢自然；意念空曠，似是而非。神意舒緩，氣息穩靜。外柔內剛，以圓體循行運動方式練身心。

人體脊柱由頸椎、胸椎、腰椎、骶、尾椎骨等二十六塊椎骨組成。脊柱骨的活動頻繁，活動幅度也大。脊柱周圍由細小的韌帶與小肌肉群緊密連接。脊柱椎管內外，自上而下有脊髓和其周圍無數神經根通過。脊柱是人體神經活動的傳輸樞紐部位，直接關係到人體的生命活動。通過脊柱的神經，不但支配著上肢及軀幹的各種運動，而且也調節著大腦、心、肺、肝、脾等人體五臟六腑的各種功能活動。同時，脊柱又起著支撐人體，承受和傳導壓力的大樑作用。脊柱及周圍組織的結構與功能，對人體至關重要。

人體脊柱在日常生活中負擔很重，而人體脊柱在解剖結構與生理功能方面，氣機循環、代謝狀況又不十分充裕。因此，脊柱的衰退變化最早。一般人20歲左右椎間盤就開始退化變性。每一天中睡眠前後對比，身高變化一至二公分。脊柱變化持續不斷，因而影響脊柱及周圍組織的功能衰退明顯。這樣直接影響相應各神經節段的輸佈活動，從而影響軀體、臟腑的各種生理活動。保護脊柱，使脊柱及周圍組織少受損害，減緩它的衰退程度和速度，對人體生命活動是相當重要的。其中最重要的措施，就是使脊柱之間筋肉得以充分牽張，使其恢復正常彈性、韌性。解除筋肉緊張變性對神經根及植物神經節的物理壓迫與生物化學的激惹。增加脊柱之間各骨節的活動幅度，擴大生理活動度。

龍形氣功的波浪式運動，主要集中在人體軀幹上。脊柱有節序規律的柔動，可以增大脊柱椎骨的活動度，可以牽張脊柱周圍的筋肉，使之獲得良好韌性。脊柱周圍的經脈得到舒展，可以改善局部血液循環狀態，改善新陳代謝水平，保證神經傳佈活動的條件。龍形氣功可改善脊柱功能狀況，可防止脊柱及周圍組織的衰退。

龍形氣功有節律的外形柔動，可使胸腔和腹腔各內臟器官，隨著動作起伏柔動，得到充分的良性擠壓揉動，從而使各器官功能活動得到加強。

練功中，因意念要求集中在體外各種光球環境中，使之達到忘形、無我的境界。因此，使大腦皮層能夠充分地休養生息，積蓄能量物質。同時練功要求解除自我意識對身體的控制，所以使體內氣機自然調和，身心內外得到最佳調節。

㈣功法要點

龍形氣功對人體身心鍛鍊、內外調節措施全面，對形體、筋骨、氣機運化、意念、神識等方面均有不同要求。

形體：形體運動以柔為綱，以脊柱運動為中心。軀體運動波浪起伏，連綿不斷。意氣行運時如球滾動，軀體柔動時如珠走盤，轉輾輕盈靈活，伸屈自如。有節律的柔動，波浪狀運動，使筋經、經脈舒張，起落交替，有利於氣血循行，改善了物質代謝狀況。脊柱圓形柔動按上、中、下三段，自上而下或由下而上，或由中而涉及上下三個部位，以身體垂直、前後、左右三個軸向繞圓划弧運動。上段以頭頸為圓心，使頭部前、後、左、右、上、下六個方向運動。中段以胸腰部為圓心，也作六個方向運轉。下段以腰、髖為圓心，作柔圓運動。上搖「腦海」，中搖「氣海」、「血海」。下搖「谷海」、「腎海」。

練習要訣：「圓綿勻柔，升降開合，進退轉側，三向六方，自然鬆活。」

筋骨：人體形態和運動功能決定於筋骨狀態。骨要順正，筋能剛柔，則筋骨功能健全。筋骨狀況又是臟腑氣機的功能反映。因為筋骨與肝腎聯繫密切，肝主筋，肝氣條達，則筋性柔而且順。腎主骨，腎氣壯旺，則骨性堅實而剛正。

使筋經柔軟，順乎於機理，用發勁、收縮、固結原則，選用筋骨、舒縮、鬆緊交替，屈伸、正斜流轉的練習方法，使其得到充分活動。筋骨舒張，搖得氣血流暢，同時也改善了肝、腎功能。肝、腎氣機活動加強，又反作用於筋、骨，使其功能更趨良好，達到骨正筋柔狀態。練筋壯骨之訣：

「骨正須筋柔，舒縮要適合，柔在剛中取，剛在柔中求，形意處自然。剛柔皆為功。」

氣：龍形氣功要求充分完善與氣息結合，以產生良好的氣機狀態。

練功時務必要使呼吸順暢自然。尤其在開初階段千萬不可強制深長屏息，脹氣。通過長期鍛鍊，達到氣息綿綿，出入微微，使氣機運動內外結合。用鼻清引氣，用口吐濁氣。氣機出入，配合軀體四肢的升降、開合、聚散，使肺部擴張，鬆弛充分，增大肺活量。

龍形氣功練功用氣口訣：「均勻細長裡吸陽，提沉吐納間存精，哈、呵、呬、噓用以驅濁，深、沉、停、屏中聚氣」。

意：氣功訓練中精神集聚非常重要，此種用意功夫，對臟腑功能影響十分顯著。意的恰當調配，可以影響脾的運化。因脾主肉，脾藏意。意氣作用於脾，脾通行皮肉之間營衛之氣。但如意太過於集中，又可損傷脾的功能。脾運不佳，氣機受損時，常常食不甘味，運化不佳。因此，意的集注要適度，意的留存與筋肉活動相伴而行。意的集注與臟腑功能協調有關係，意的留存與自然環境、社會狀況也緊密聯繫。

春、夏、秋、冬，風、寒、暑、濕、燥、火等，環境和地域條件不同，意的集注狀況和水平不一致。人們因性格、愛好、興趣、認識分析問題的角度和方法不同，文化素養不同，喜、怒、憂、思、悲、恐、驚七情差異很大。意的形式、內容和狀況均不相同。意的形式要隨條件改變而有所變化，才能避免臟腑氣機紊亂。但又不能過於散亂，以利保證機體陰陽的內外平衡。定意要使氣機有序運行，意靜而淡保持氣機平衡。龍形氣功特別強調「散、聚、存、循」四字用意法。

散：練功過程中，意識往往與特定的境象相連，這叫緣境。這種境的有無、深淺是意存在的形式之一。緣境的同時，雜思、邪念、妄想時刻干擾人們的神思。要保持清淨心神，就必須消散耗損氣機行運的無關或有害意念。「散」是扶正、驅邪的重要措施之一。練功中化實為虛，化有為無，目的就是消除驅散邪的意念。

老子道德經二十一章「道之為物，惟恍惟惚，惚兮恍兮其中有象，恍兮惚兮其中有物……」要經常鞏固清淨意境，使繁雜無關意念恍惚，淡化，使心神處於虛淡境地。道德經「致虛極，守靜篤，萬物並作，吾以觀其復，夫物云云各歸其根，歸根曰靜，靜曰復命……。」心神的寧靜是生命之根本。可見，「散」有泄的成用，泄除邪念，機體氣血損耗可達到最小程度，人體功能可達到最佳狀態。

聚：將有利於身心健康的心力積蓄增長，以促進人體功能增長。道德經「載營，魄抱一能無離手，專氣致柔能如嬰兒乎」精神集中，可集聚在特定的景象之中，也可集聚在身體某一部位或某一器官。龍形氣功以緣境為主，一般不意守部位，聚有助益，升陽作用，聚而不滯，陽氣興旺又行運有序，故有培補無氣的作用。

存：存是聚意的深化。練功以恍惚消除妄有，以存念促成真氣升華。使有益的意念從隱幽到顯著，逐漸加強，人體的機能會隨之更為完善。

存意形式與部位不同，生理功能與效應也不相同。當存意於雙關（尾閭、夾脊），氣機行運有益於任督二脈。存意於下丹田或命門，有調和臟腑的作用。存意於百會，有提神補腦，聰慧耳目的功效。存意於湧泉，有調節肝腎的作用。存意於體內，可使氣機興旺，百脈流暢。存意於體外，使人心胸豁然開朗，內外氣息交匯流暢。

龍形功存意於外，且以圓球、光珠之形以及色光淺深之變作為存意對象。使其達到忘乎其身，使身心匯溶於緣境之中。存意自身置於海水、雲霧之中，任其產生海浪起落，飄蕩之感。但存意要自然、適度，不能過分貪求。

循：意與氣相伴而行，有利於氣機運轉。意靜達到一定程度，意與氣的運轉就會互相配合。氣血行運有一定途徑，意聚存於一定活動狀態時，就與體內氣血行運產生協同振動，引起特殊感受，這是氣機更為加強的反應。人體內氣機循行有三個途徑。氣機圍繞人體解剖學的縱軸、矢狀軸、橫軸，兩向運動，六個方向，構成三元、六合狀態。氣機循行於一定軌跡路線，小的循行侷限於穴位之中。中等的循行於體內經絡、血脈。大的循行可游行於天地之間。意循行於天地之間，緣境狀態容易穩定，而且，人天之間氣機易於交流，產生體能與智能增長的特殊效應。

神：精華之氣匯集為神，神為陽火，為心所主，心藏神。練神就是練心靈之氣的運動，使之產生低消耗，高效能的狀況。人們常謂「神聚則生，神散則亡」，換言之，即生死之機決定於陽神靈氣的生、聚狀況。龍形氣功的練功目的就是聚火升陽並與腎陰之水和合互濟。以虛其心，以柔制體。形體柔動有節奏有秩序，陽氣自然流轉於臟腑、經絡之中。心神恬淡於外，則陽氣強盛於內，因而百脈流暢，氣血歸心，心受血則內外調和。

(五)龍形功法要訣

這套功法口訣既概括了練功要點，又說明注意事項，還便於記誦。

鬆柔為根本，　神意虛靜靈。
呼吸順自然，　形氣兩相生。
練功隨時序，　動靜兩輔成。
飯後莫強練，　切忌酒後行。

慎防七情偏，　房勞勿損身。

形體柔軟、鬆活，筋骨皮肉中經絡氣機通順流暢。神虛、意靜，真氣才能聚集，邪氣方可驅除。陰陽二氣才能平衡發展。呼吸自然，均勻流暢，防止氣息急速，引起鼓風燥火、燔灼精、津之液。形體運動與呼吸配合，則內外促進，氣機佳艮。練功方法、時間、程度都應依年齡、身體狀況、時節、時序來辯證安排。練功除求形體柔動，也要求心意靜篤。內外動、靜結合，促進氣血平衡。

飲食之後二小時內，氣血內聚於脾胃，其他臟器氣血相應減弱，此時練功往往加劇臟腑氣機紊亂，不能達到平衡、協調的目的。酒後因氣血失去平衡，可引起聚火灼陰，陽火不舉之症，故酒性不退不宜練功。七情偏激時，臟腑之中氣機不協調，心氣往往不能安靜，練功時往往加劇失衡狀態，故不宜在情緒不佳時練功。

「房中」事為已婚男女的正常生理功能。房事是陰陽和合的一種方式，但「房事」過多則容易引起五臟六腑氣機紊亂。女子月經期間因陰陽不調，此期之中不宜練動功。

五、龍形功功法介紹

㈠龍形自發功

1 預 備

兩足自然開立與肩同寬，軀幹正直，全身放鬆，含胸，鬆腰、鬆胯。頭頸鬆柔端正，下頜微收，雙目輕閉，僅露一線之光。舌尖輕頂上齒齦。吸氣時舌尖上頂著力，呼氣時舌體放鬆，口內生津，津滿後徐徐下咽。雙肩、肘鬆垂，雙手自然置於體側。用嘴呼氣三至五次，以幫助消除雜念放鬆全身。呼氣時意念自頭往下逐漸依次放鬆，直達足底。而後自然吸氣，不帶任何意念，進入鬆靜狀態後，即可開始練功。

2 興潮起勢

【動作】 接預備式，意念身體沈浸溫清水中，持續三十秒鐘。起勢時雙手指尖相對，掌心向上，由下緩緩向上提捧（圖1、2），雙臂經腹前屈曲至與胸平齊（圖2），同時，用鼻緩緩吸氣，氣滿後兩臂向外展，雙手向下翻掌，邊翻掌邊緩緩向下按壓（圖3、4）。

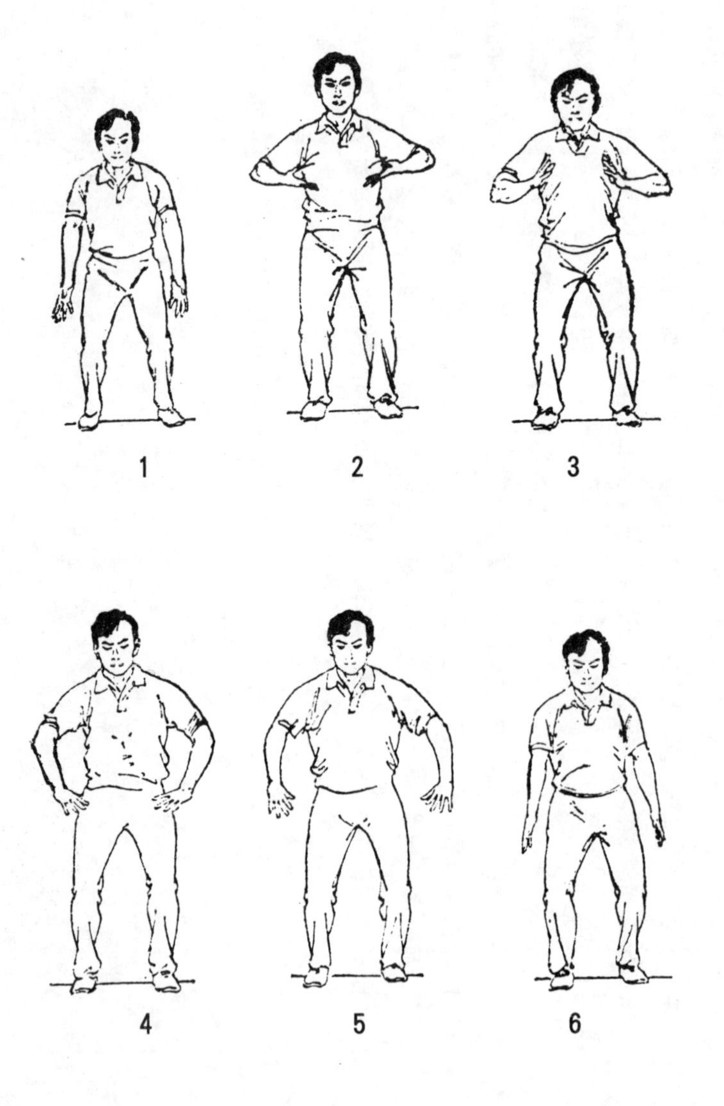
1
2
3
4
5
6

同時，用嘴呼氣，雙手落至與臍部同高位時，兩臂略向外分開，兩手間距與雙膝同寬（圖4），同時雙膝逐漸彎屈，重心下降，呈半馬步姿勢（圖5、6）。然後雙手由下方向上翻掌，邊翻掌邊緩緩上提，還原成圖2的姿勢。如，此反覆練習十至二十次。單獨練習五十至一百次。

【意念】　吸氣時，雙手掌向上托捧，感念托起一個發光球。隨球上升，胸前升起一股熱浪，光球由小而大，雙手有重力感。光球下連於手，上連藍天。同時，意念雙手掌溫熱沈甸以及飄浮浪蕩。呼氣雙手呈陰掌，雙掌感覺如按壓發光圓柱，下壓時有回彈感，感念光柱入地。同時雙手掌有反彈飄浮，溫熱之感，此感隨練習次數增多，意念加強漸漸遍及全身。

【功理】　此動作起伏、開合、重心升降、下肢屈伸反覆。上肢舒展運動，「手三陽，手三陰」、「足三陽，足三陰」均能得以疏通。意氣升降導引，有利於經絡中氣血循行，特別有益於調節心、肺、脾、腎、五臟的陰陽平衡。對心、肺器官調節平衡作用更為顯著。

3　側轉推波

【動作】　站立姿勢同前，雙膝微微彎屈（練習日久後可呈馬步）。起勢同「興潮起勢」，當雙手提至胸前時，雙手邊向前翻掌，邊緩緩向前推出（圖7），同時自然調節呼吸。然後全身輕輕呈上下波浪柔動，邊動作邊徐徐向左側轉（圖8），雙臂呈半弧形狀，如二龍戲珠之勢。同時用嘴呼氣，直至身體側轉到最大限度，約側轉九十度（圖9）。稍停後，身體緩緩以波浪柔體動作回復轉動至中立位（圖10、11），同時用鼻輕輕吸氣。然後再用同樣方

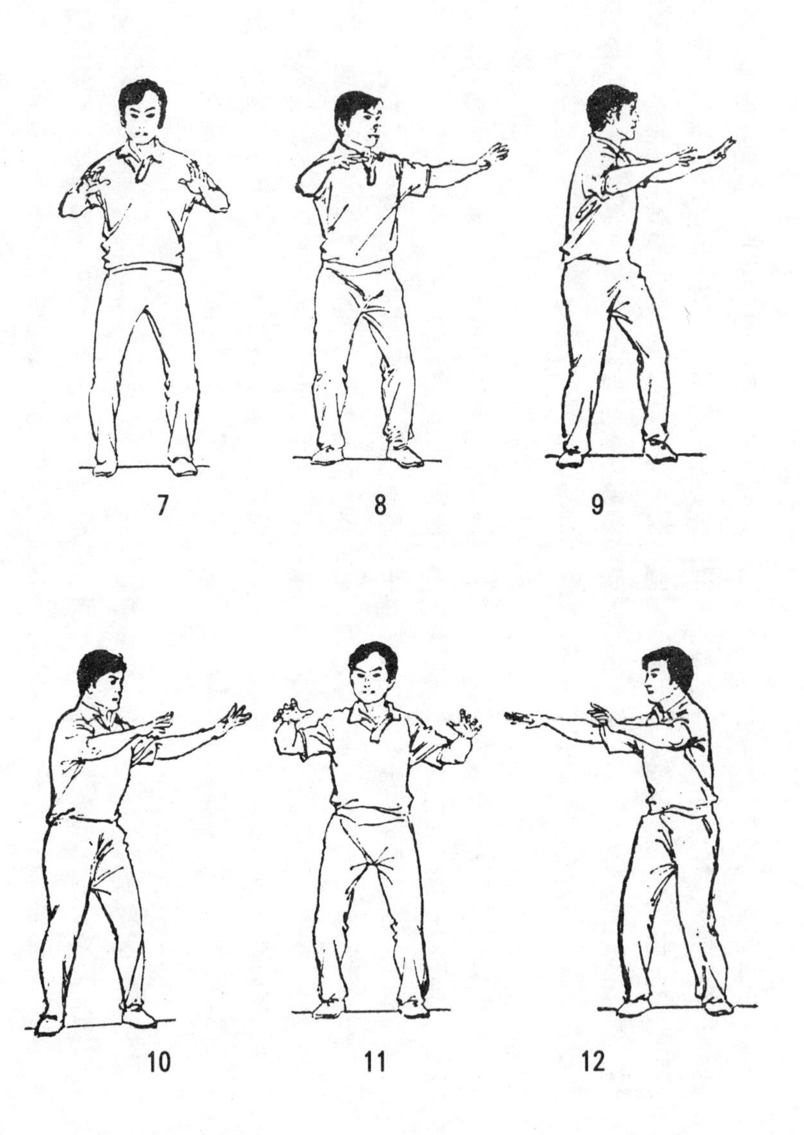
7
8
9
10
11
12

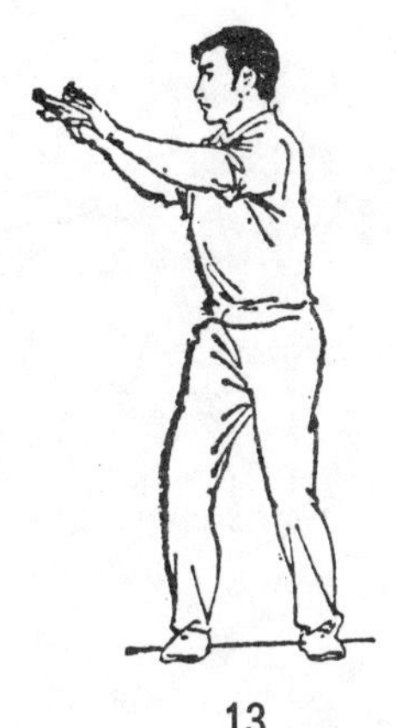
13

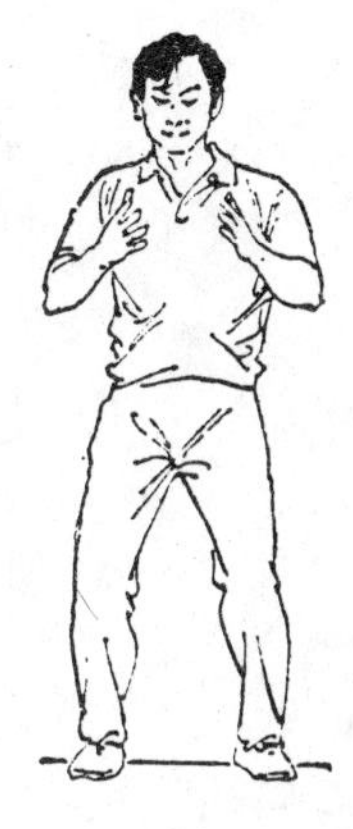
14

法作相反方向練習，還原姿勢（圖12、13、14）。身體向外側轉時呼氣，向內回轉時吸氣，如此左右交替，練習五至十次。

單獨練習亦可，反覆次數一至五百次。

【意念】　呼氣時意念掌前有光團在其周圍，呼氣時感念光團有吹動及有吸附之感。吸氣時光團有吸引及排斥之力。一呼一吸，身體側轉回復，光團排斥吸引引動身軀，有海浪推蕩搖拽感。

【功理】　練功鬆腰胯，雙臂如游龍，意念光團一收一放。身體轉側運動，能夠牽張、鬆弛任、督二脈。任、督二脈關係全身陰陽氣機。呼吸、用意陰陽交替，與肢體運動對稱平衡，促進臟腑、經絡氣血運行。凡陰陽失調，任、督不通暢的病患，如婦科、腰腿疾患、神經衰落、高血壓病等病人，均可用此法練習。

單獨練功，每日早晚各練一百至五百次。

4　雙龍擺尾

【動作】　開始時雙足併攏站立，雙膝向前微屈，

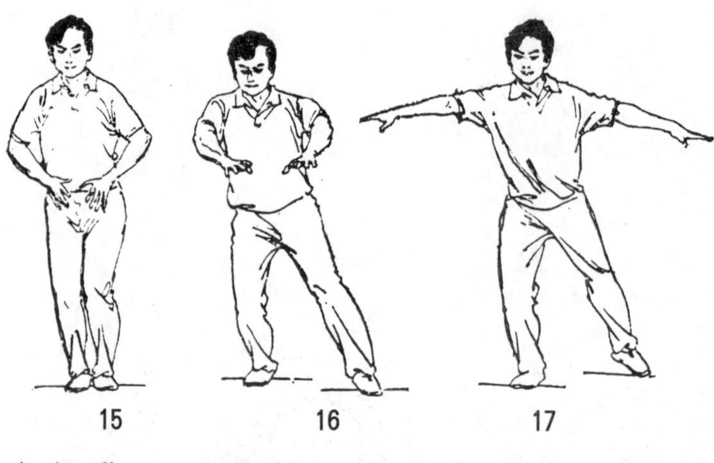
15　16　17

雙臂鬆柔，手心向下置於腹前，雙手拇指與其餘四指分開，如扶按在球體上姿勢。起勢時屈膝，身體重心下降，身體軀幹由下而上呈蛇形浪動（圖15），此時雙手由腹臍前，向前外後方伸探劃弧一周。隨手劃弧的同時，以右足支撐，左足向前伸探，足尖點地，並由前外，向後方劃圓弧一周（圖15—18）。同時用嘴輕輕吹氣。呼氣畢，動作回復至起始狀態。然後，身體反方向波浪柔動，雙手經腹前，由後、外，向前劃圓弧一次（圖19、20）。同時用鼻吸氣，至起始動作止。然後，作另一腿劃弧，如圖21、22、23。動作反覆交替，呼吸同時，雙臂劃弧運動方向相反。腿部僅在呼氣劃弧，吸氣時並立，其餘時均要隨全身輕柔浪動。

【意念】　呼氣時意念光團隨足尖在足下呈圓形運動，感念劃過之處若光環一般，且有旋流波動之感。吸氣時雙手下光團由外向內，向膝周匯聚，有熱浪，或浪濤衝擊之感。

【功理】　此功下肢劃弧運動，一腿支撐，雙臂游

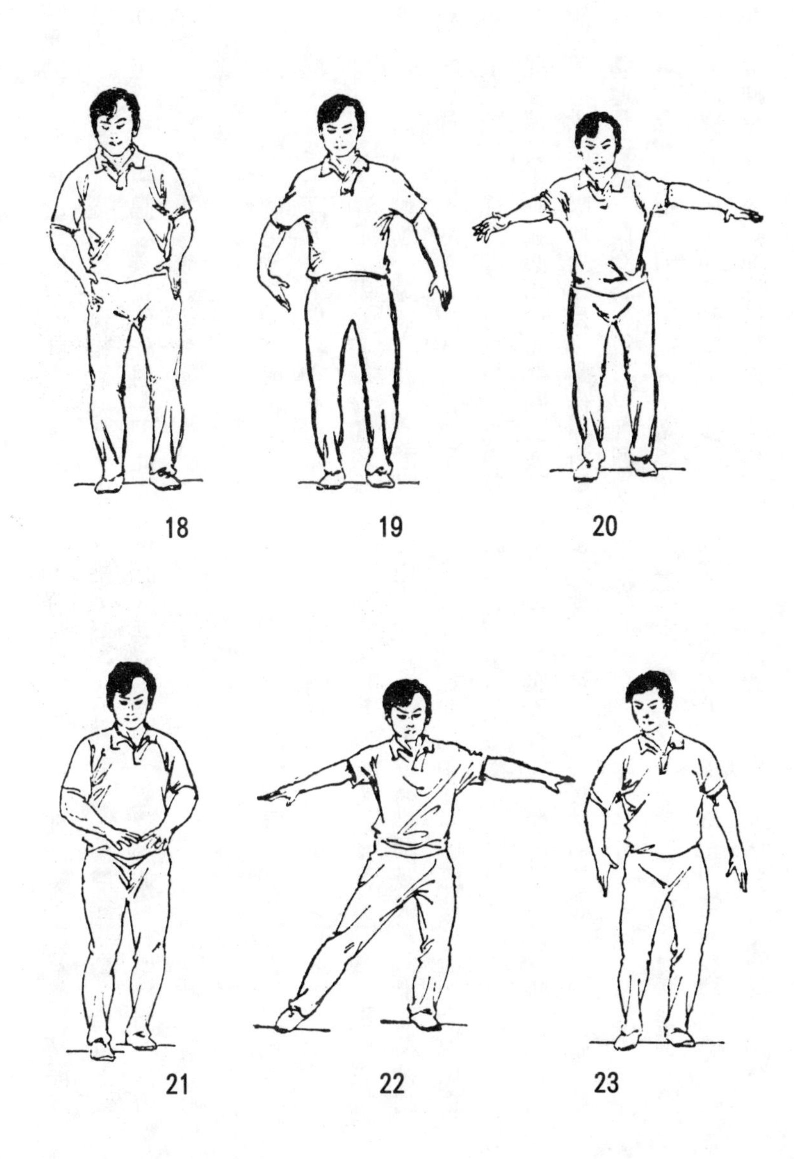
18
19
20
21
22
23

轉飄動，猶如划浪一般。形體意氣匯聚於臍周，游行於足下，將天地之氣，經軀體運轉而在體內上下貫穿。天、地之氣相互結合，上下、陽火陰津，互補互濟，使陰陽平衡，特別對疏通「足三陰、三陽」有良好作用。因此，有平肝、強腎、醒脾、健胃、通膽利尿作用。對腎氣虛弱、糖尿病等有較好療效。

5 搖浪晃腰

【動作】 兩足自然開立與肩同寬，雙膝微屈，腰胯圓活，鬆肩，手臂柔和，在腰腹前屈臂舉，與臍等高，雙手掌心向下，如按扶浮物一般（圖24）。

練功以髖為中心，運動時繞身體縱軸，作逆時針方向轉動。若以氣海穴為軸，則腰腹按順時針方向弧形轉動（圖25—28）。活動幅度由小漸大，由下逐漸帶動雙腿，向上逐漸帶動肩背，屈伸有序，活動有規律，循環不斷。身軀之運動如浪潮中龍身，隨波逐流，表現出剛柔相濟的韌力。頭頸部始終保持正直，雙臂鬆柔，隨浪波動飄搖。

此段煉功中呼吸必須與髖部圓弧運動緊密配合，腰腹前移時呼氣，腰腹後收時吸氣。開始圓弧運動隨呼吸逐漸深長，動作而漸漸緩慢。呼吸淺鬆時，腰腹轉動加速。一呼一吸，腰腹旋轉運動正如一個圓周。每日早晚各練一百次左右。

【意念】 胸腹前有一巨大光團飄浮在浪濤之中，雙手掌若扶其上，手下有浮動感，吸氣時光團靠近腹臍，並感到腰部承受到一股較強的旋轉衝力。呼氣時光團向前移動，使腰腹部有旋轉拉力。隨腹部旋轉，感念光團明顯加大，推拉旋轉力也逐漸增強。當有浪擊感後，

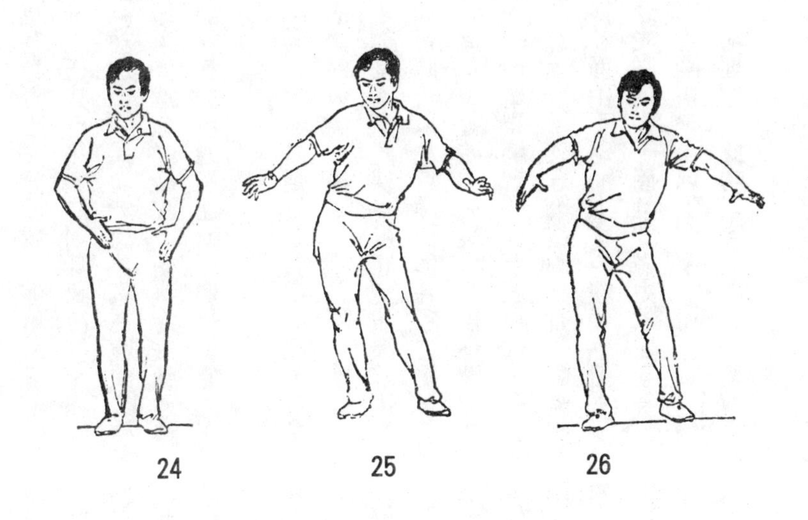

24　　25　　26

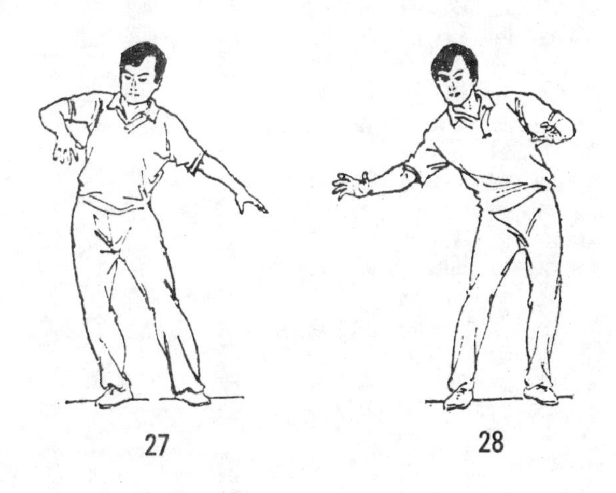

27　　28

腰部及全身更應充分放鬆，運轉即會不由自由進行。到自然旋轉運動形成後，呼吸即可不必注意，以任其自然。待到身軀微熱、舒適、腰部鬆軟後即可停止。

【功理】　此功意念停聚在腹前，使外界浪動之氣，通過氣海穴與體內真氣行運聯繫起來。即可借意念的集注，使氣海振動運轉。由此可促進體內真氣運行。凡肝、腎穴氣不足，氣海虛弱者，可通過運轉而變化，使之充足壯實。此功有益肝腎，充實氣海功能。

6 激浪飛灘

【動作】　兩足站立與肩同寬，雙臂向前上方舒鬆伸展（約一三〇度），全身放鬆，猶如沉潛於海浪中一般。

上體隨海浪起伏，腰腹隨波浪前後蠕動，雙臂後傾時吸氣，相反則呼氣（圖29—32）。開始練習時可以注意動作與呼吸連接，活動自如後，即不必注意呼吸，只盡力放鬆身體各部即可。此功單練時，先緩慢，後逐漸加快蠕動，練到身熱微汗，或有清涼之感時，即可中止練習。一般單獨練習一百至五百次，與其他動作配合練習僅做十至三十次即可。

【意念】　感念胸腹前部有一大光團蕩漾在浪濤之間。光團對軀體似有明顯衝擊力量，並且從前面由下逐漸上移，經雙手而去。然後又不斷反覆而下而上地有浪擊之感。此時不但要感念光團運動，而且要盡力放鬆全身。運動幅度會隨放鬆程序加深而增大，身體產生柔和運動，光團衝擊也愈加明顯。

【功理】　此功以腰為中心，呈前後運動，並逐漸帶動肩背呈蛇形蠕動。此功對疏通臟

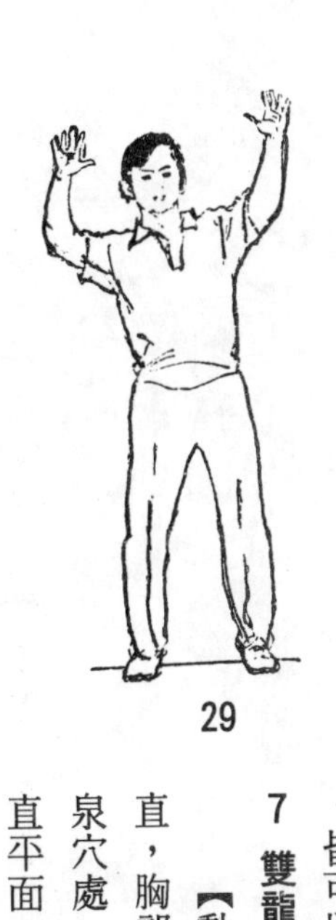
29

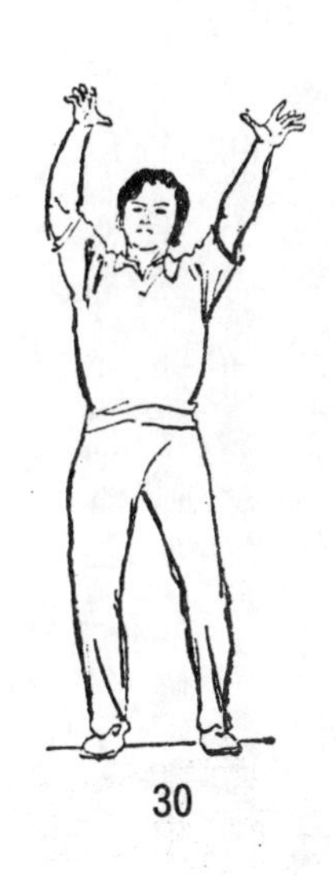
30

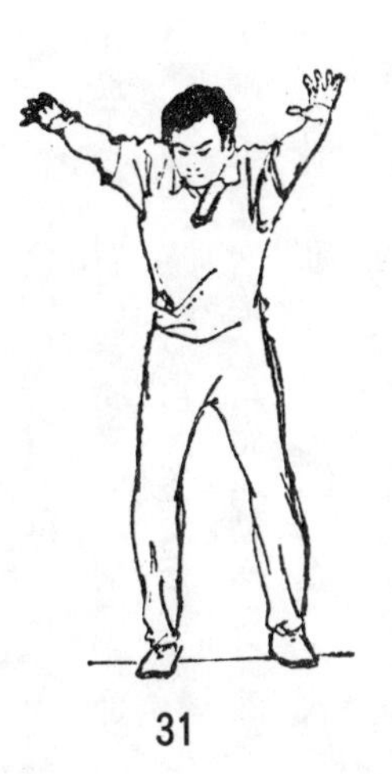
31

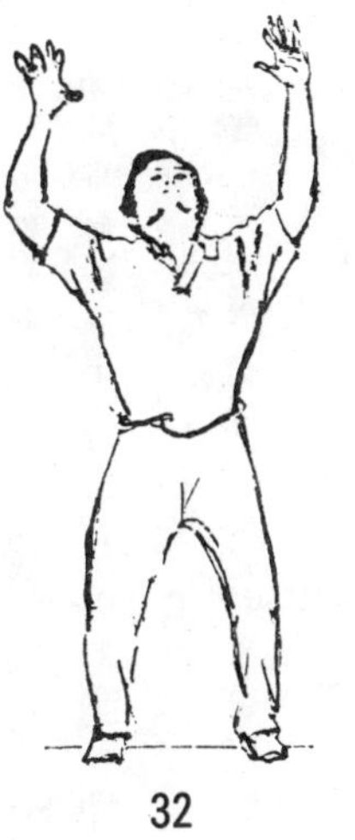
32

、腑氣機及任、督二脈，以及手三陽、手三陰經均有良好作用。凡五臟六腑陰陽不調，氣滯血凝之症，皆可以此功疏導調理。

7 雙龍潛底

【動作】 雙足自然開立，與肩同寬。頭端頸直，胸部微屈內含，重心落在雙足跟上，足底部湧泉穴處，有鬆空感。要求頭、髖、足跟處於同一垂直平面。鬆肩墜肘，上臂微微向兩側分張，呈斜四

十五度角，上臂與前臂在胸腹前呈半環抱之狀，雙手掌斜下內向，半陰掌側對，置於胸腹之間，距腹前約30公分（圖33）

全身盡力放鬆、安靜、自然，身體任何部位均不應有負力之感。用鼻均勻吸氣，呼吸自然，然後用口輕輕吹氣，以無聲為要。

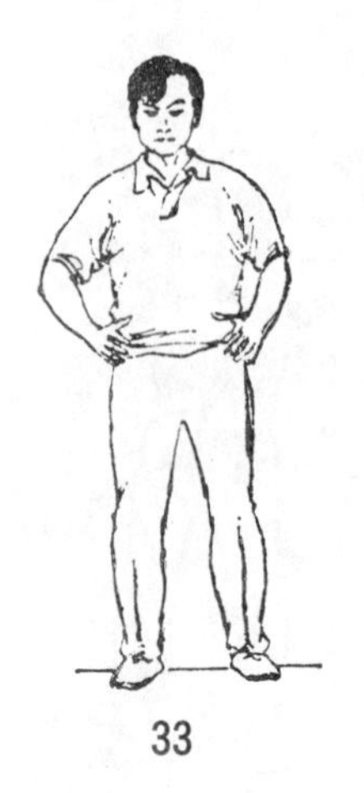

33

【意念】　雙手之間有一光團沉浮飄蕩於兩手之間，吸氣滿時，感念氣運循雙臂經手掌注入光團之中。呼氣時，亦感念呼出之氣經雙臂、雙手而注入光團。隨呼吸增加，光團愈加增大，雙手之間回彈，浮力也增大。光球壓力加大同時，回蕩之力漸使雙臂發生顫動，繼而搖拽腰腹，產生旋轉運動。待光團給予的力感繼續增大時，腰腹旋轉可帶動雙足自然移動。身體產生明顯晃動後，停止其他意念，僅存「放鬆自然」四字於心口之中。待自發運動自然形成，光團隨身轉運，但力量不足以帶動軀體時，可意念光團下移，置於雙胯之下、與尾相連，猶如尾下懸鐘一般。同時感念身軀沉浸於冷、熱浪濤之間（夏天感念涼水，冬天感念溫熱之水），有「頭頂耀射日月光，坐下湧起水火浪」之感。慢慢光團增強，自發運動即可自然生成。

自發運動產生後，因人體氣質狀態有差異，臟腑氣機協調水平不同。自發運動發生的早晚，以及活動方式均各不相同。有的人很敏感，練一次至三、五次就能發動，有人數十次也不易發動。發動起來後會出現碎步、蹦跳、扭胯、舞蹈、拍打等各種運動。也可表現呼喊、歌唱、哭泣、狂怒等七情之態。或現龍、蛇、虎、鹿、猿、熊、鳥等仿生形態，均為自發運動中的一種正常調節現象。

【功理】　經前述幾節運動導引之後，體內氣機，行運調節功能加強，心神、意氣、形體間聯繫更為密切。當形體運動相對靜止時，體內氣機行運更為加強，這即是八卦運轉對應反射作用，形成外靜、內動不平衡狀態。氣機達到一定程度後，內動又帶動外體，產生外動現象。外動形成後，體內氣機運動又呈減弱之勢。氣機行運於內、外之間，並逐漸達到平衡，使陰陽氣機獲得良好調整。是一種較佳的健身療疾方式。

8　收功式

【動作】　待自發運動由大動而逐漸趨向平靜時，欲使運動停止，不產生其他不適之感，練功皆用收功式。當還存小動或微動時，身體哪一部位運動最明顯時，呼氣時，以意念有力感貫達於該部。同時意念雙手掌背側各有光團，將雙手掌壓合於胸前呈合十狀，光團合聚於手掌周圍。吸氣時感念光團由上而下墜移於腹中，光團愈趨減小，光亮愈趨減弱。待光感全部消失，全身感觸消失後，即可睜眼，放鬆，收功結束。

結束後，兩掌相對摩擦使掌心發熱，然後浴面（圖34、35），使面額部溫熱。再用手掌搓揉雙耳99次，使之發熱。再用十指由前向後梳理頭部十餘次（圖36）。身體舒適，頭腦清新。

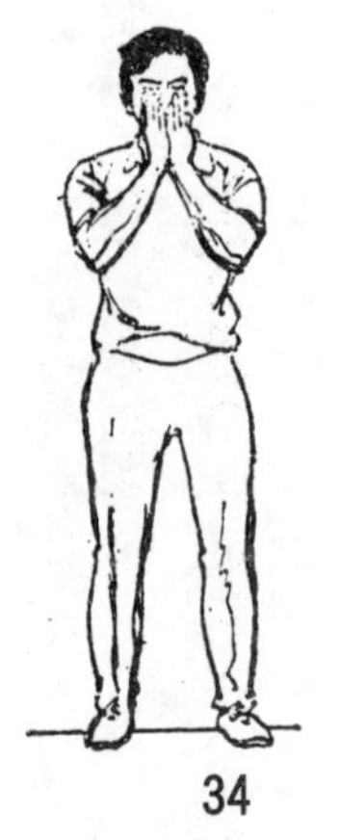
34

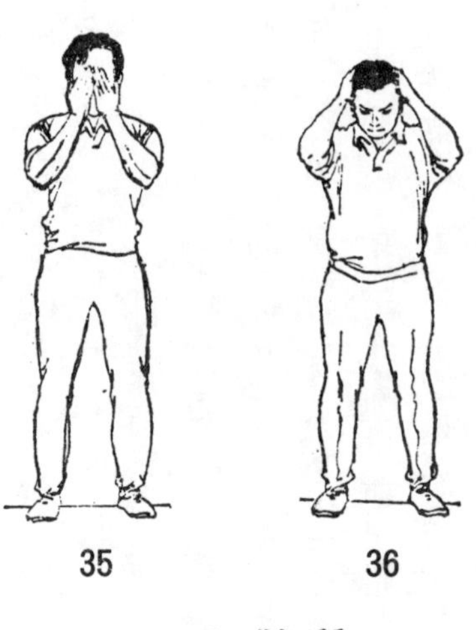
35　36

㈡擺頭功

擺頭功是用頭頸部運動與意氣結合，鍛鍊筋、骨、皮、肉與精、氣、神、意結合，防治頸椎疾患的一種鍛鍊方法。練中要盡力牽張頭頸各部肌肉、筋絡，以達到舒暢經絡，行通氣血的目的。

1 預備式

練功者可採用坐式或站立式兩種姿勢。

【站立式】兩足分立與肩同寬，全身自然放鬆，頭正項直，下頜微收，眼半睜半閉視鼻准部，神意平靜內斂，舌尖上頂齒齦，唇輕閉以聚津液，耳若無聞，集中注意於聽力，聽自己的呼吸之聲音，先用鼻輕、緩、細長吸氣，氣滿之後用口輕輕吹氣，反覆3—5遍，摒除雜念，清淨神意。

【坐式】採取正坐姿勢，要求與方法同站立式。

2 引頸前探

【動作】站或坐姿勢如前述，雙手叉腰，用鼻

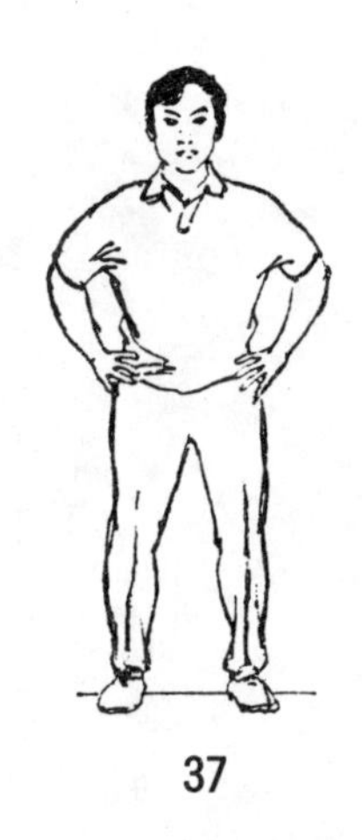
37

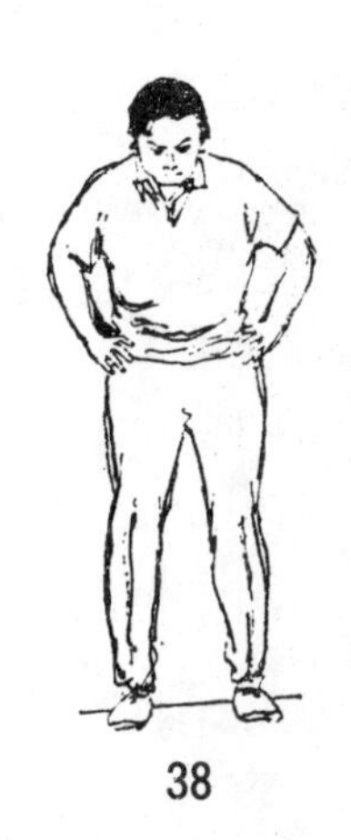
38

輕勻吸氣下沉腹部，同時頭頸部盡力後收上頂，使頭頸部有輕微發脹之感。然後用口輕輕呼氣，同時頭部向前下方伸探引展，但軀體不動，肩頸部肌肉盡力放鬆，頭部保持正直狀。一呼一吸，頭部前伸後收。下頷繞頭部橫軸，做前下、後上的劃圓弧運動。反覆練習五至十次。單獨練習一百次左右（圖37、38）。

【意念】　將注意力回收到頭頸部的自我感覺上。呼氣時，要有鬆弛和引伸感。吸氣時頭頸部要有伸展脹沉之感。

【功理】　頭頸部通過引伸、收頂運動，增加頸部筋肉弛張功能。頸部是腦部血液輸送的關鍵所在，前後引伸時可使頸部各經絡疏通流暢，頭部為諸陽之道，經脈暢通，氣機方能壯旺，陽氣方可充盛。

3　轉側望天

【動作】　站、坐姿勢同前，雙手叉腰，用鼻吸氣，引氣入腹，至氣滿後，用嘴呼氣，同時自上而下放鬆，同時頭部向側方轉側到最大程度（圖39—40）

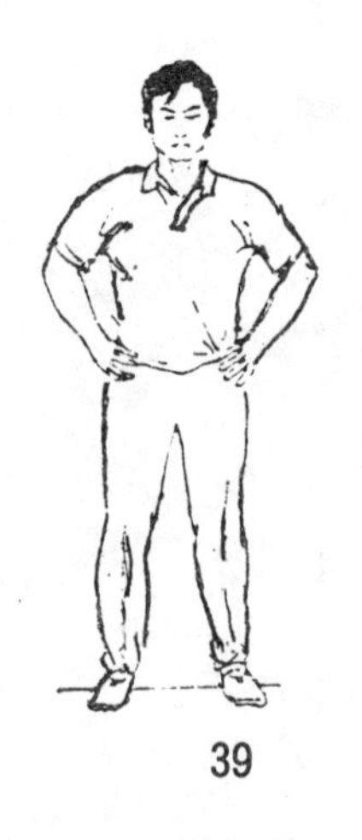
39

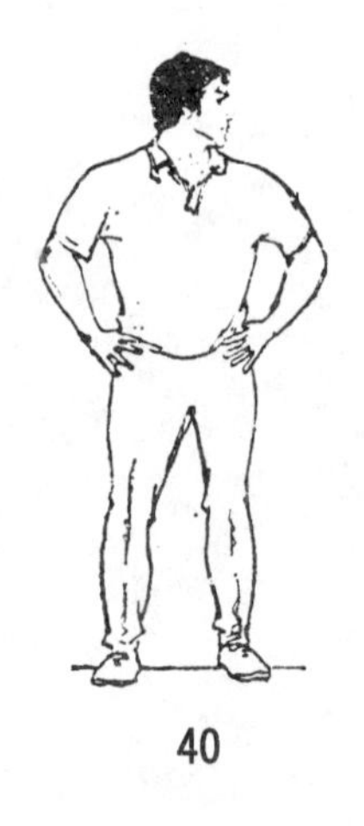
40

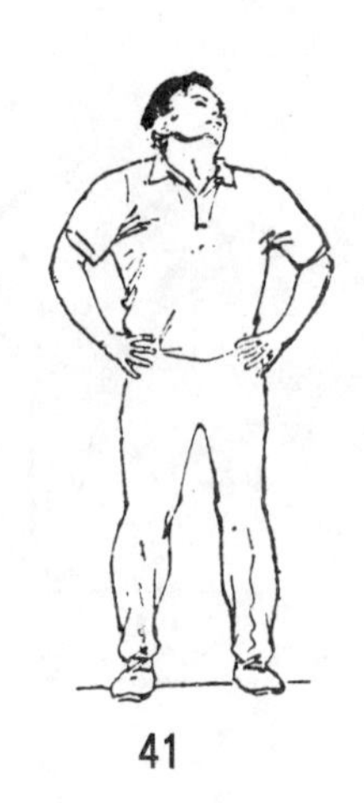
41

，然後頭後仰面部望天（圖41），呼氣盡後稍許停屏。然後頭部緩緩回復到正中位，同時用鼻輕輕吸氣。再用同法向另一方向側轉（圖42—45），如此，一左一右反覆十次，若單獨練習可達一百次左右。

【意念】　頭頸部正中位時，引氣入腹腹部有輕微滿脹感即可，千萬不可過深吸氣。呼氣時側轉望天時，意念集注在頸肩各部肌肉上，使有緊綳和酸脹感。

【功理】　左右側轉以及後仰，可充分牽張肩頸部筋肉，解除肌肉緊張，有利於氣血循行。意念隨呼吸程式不同而集注於上、下，使坎離相交，陰陽調和。

4　搖頭晃腦

【動作】　站、坐姿勢同預備式，雙手叉腰，全身放鬆，鼻吸氣入腹，有氣滿感後，頭頸部肌肉充分放鬆，呈無力支撐狀態。頭部由前向外後方偏側甩擺（圖46），擺至後方呈仰面狀。與此同時，用嘴快速吹氣。然後頭頸部放鬆，由後、外、前方沿原甩擺軌跡反方向回復到起始位（圖47）。同時用鼻輕輕吸氣

五、龍形功功法介紹

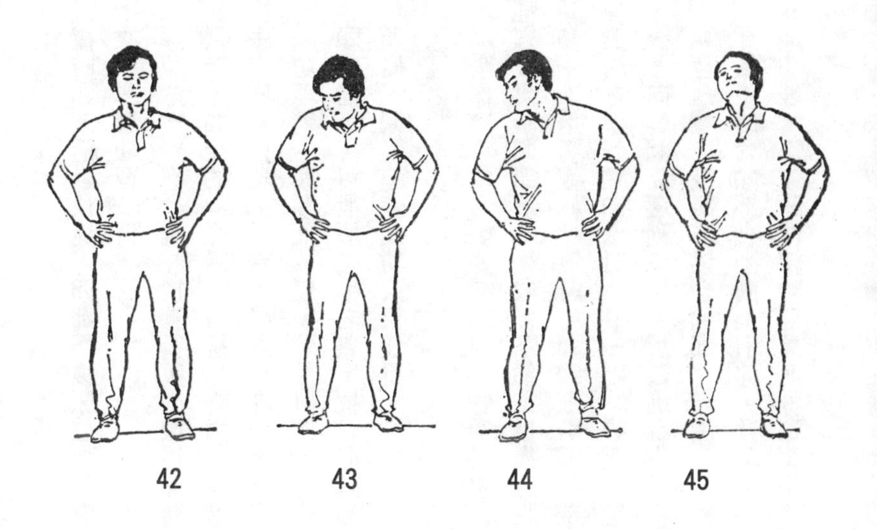

42 43 44 45

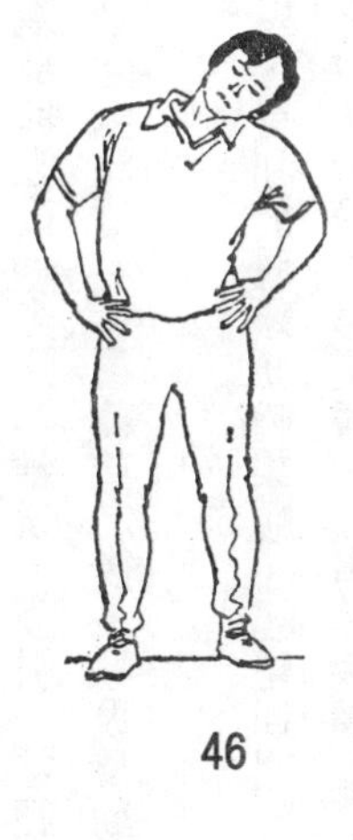

46

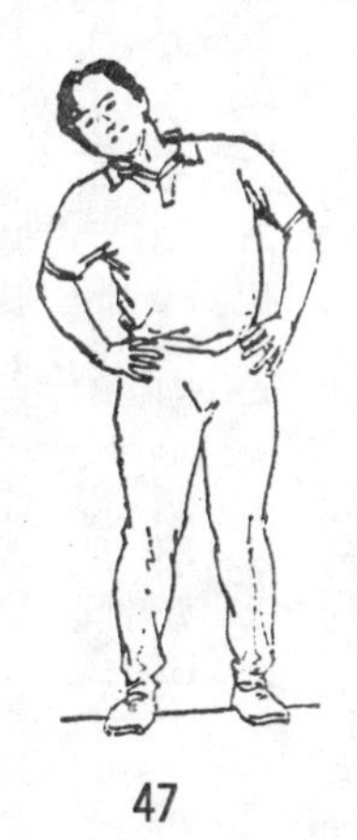

47

，甩擺時頭頸活動快捷，頭部回復原位時頭頸輕柔緩慢。然後再向另一側甩擺運動。如此反覆十次，單獨練習一百次。

【意念】 意念集注於腦後，向後甩擺時感念後腦部與腦後「光團」匯聚，吸引。當頸部放鬆後，頭後的「光團」有排斥之力，將頭頸部推動回至原位。反覆練功之後，呼吸及動作程序均任其自然，僅有「光團」在頭後推搖泿動。

【功理】 頭頸部放鬆，頭部甩擺，動作一緊一鬆，有利於肩頸筋肉柔順，經絡通暢。通過頭腦搖晃，可泄解鬱積之氣，故有泄除心經煩熱之效。由於經絡暢通，又有補腦填髓之效，頭痛、頭脹，練此功效果佳良。

5 縮脖聳肩

【動作】 站、坐姿勢同前，雙手叉腰，拇指置腰後，虎口向上，餘四指置於腹側前。鼻輕輕吸氣時頭頸下沈後收，下頜盡量靠近胸部（圖48），同時雙肩向前上收聳呈縮頭之勢（圖49）。用嘴輕輕呼氣時，頭頸上引前伸至後仰式，下頜盡力向上引。雙肩向後、向下擴展呈挺胸之狀（圖50、51）。一呼一吸雙肩繞橫軸向上、後下劃圓一周，頭部亦由下、前、上、後方向劃圓弧運動一周。反覆進行十五次，單獨練習可一百次左右。

【意念】 吸氣時感念頭部「光團」向內下收攪，下降與腹部相連，同時肩背有緊縮之感。呼氣時感念頭部光團向上引伸，升騰與藍天相接，同時頭頸部有舒展之感。

【功理】 頭頸伸縮時雙肩筋骨剛柔相濟，頭部骨骼屈伸有序，使經脈反覆牽張，從而使其具備良好柔韌性能。解除肩頭部位緊張，使頭頸部血運更為充分。

6 抱頭前俯

【動作】站、坐姿勢與預備式相同。雙手前舉平胸時屈肘，手向後伸，手指相互交叉置於腦後（圖52），調節呼吸，放鬆身體，使意氣隨呼吸有上下游動之感，三至五次。用嘴輕細呼氣同時頭部徐徐前俯，雙手亦同時用力拉壓腦後，雙肘向內合攏緊抱頭部，向前下低俯（圖53），使下頷接近胸部少停片刻，屏息約三—五秒。然後用鼻吸氣，同時頭部緩緩抬起並盡力後仰，用後腦盡力壓手，雙肘向外分展挺胸，使後腦盡力接近肩背部（圖54）。

48　49

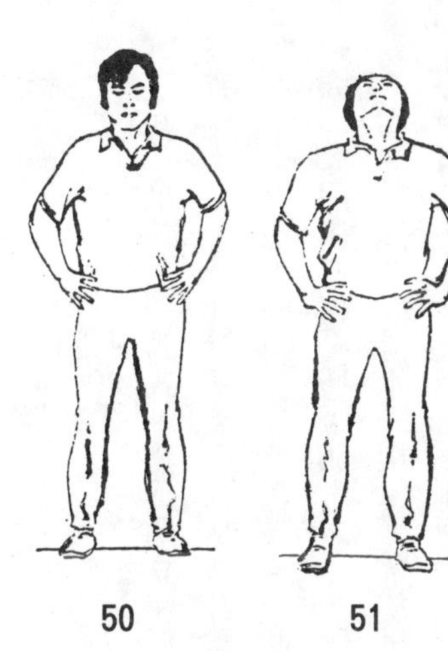

50　51

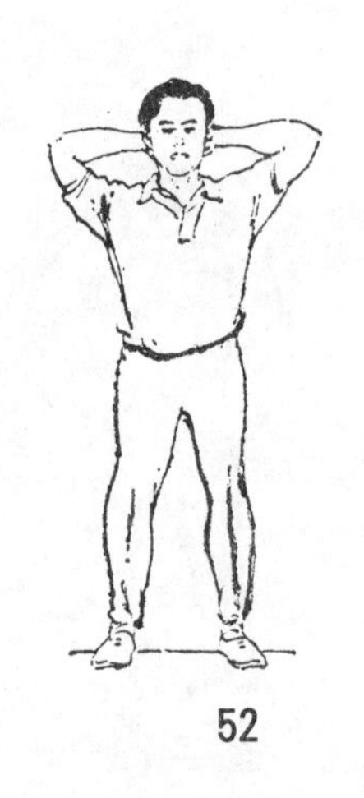
52

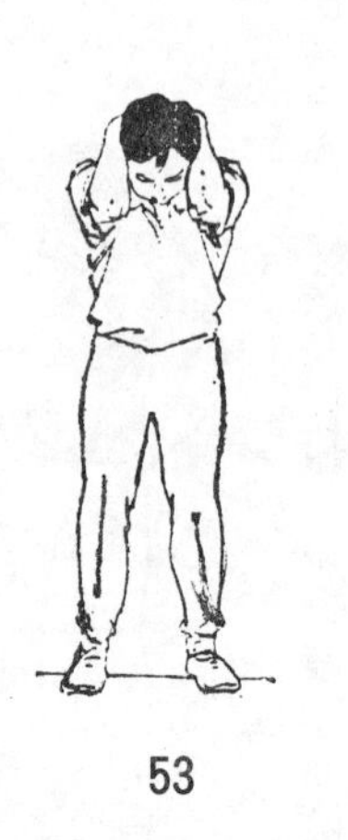
53

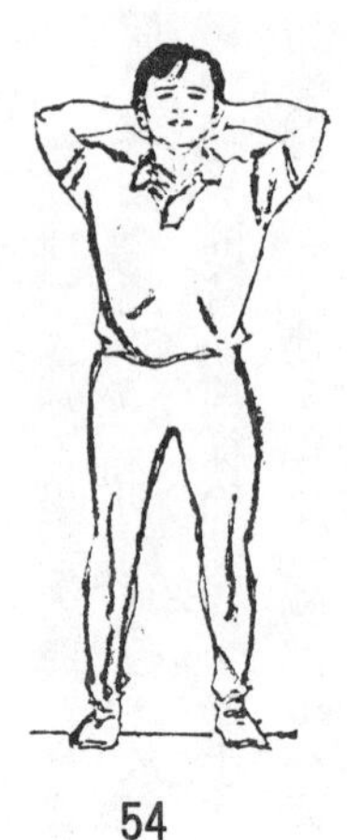
54

【意念】　感念頭頸部化作「光團」，前俯時盡力將「光團」由前靠近脊柱，後仰時盡力將頭部「光團」由後靠近脊柱。頭頸屈、伸猶如彈簧來回折返，頸部應有牽緊酸脹之感。

【功理】　頭頸前俯時，雙手抱肘前壓助力，頭頸後部筋經充分牽張，臂之手三陰經氣充盛。頭頸後仰時，雙肘外展擴胸，頭頸陽經剛勁，手臂手三陰經充分牽張。頭頸與上肢筋經運動交替，陰陽相配能促進頭部氣血順利輸佈。

7　游龍入川

【動作】　站、坐式同預備式，雙足站立與肩同寬，雙手叉腰或雙手交叉背握於腰後。練功時身體前傾三五—五十度，頭部盡力向前引伸（圖55），並以縱軸為中心，頭部來回側旋轉動（圖56、57），同時上體輕微柔動，猶如魚龍逆向游水一樣。頭部旋動時，眼部輕閉，呼吸自然。一呼一吸可轉側運動二—三次，不求定數，只求運動時自然放鬆。如此反覆五十

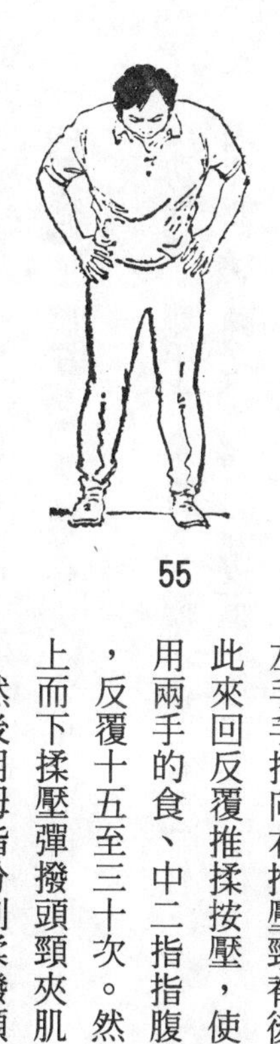
55

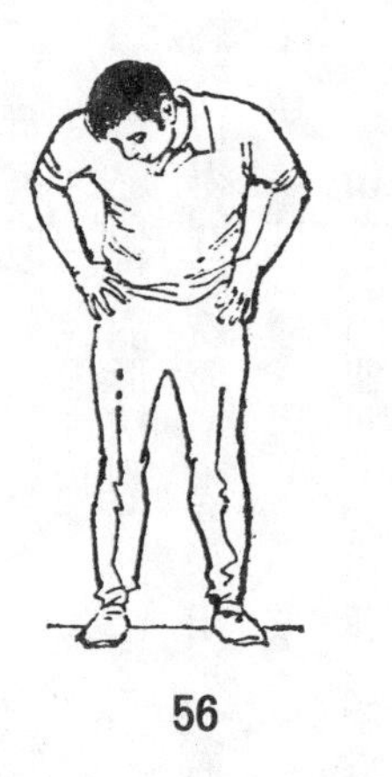
56

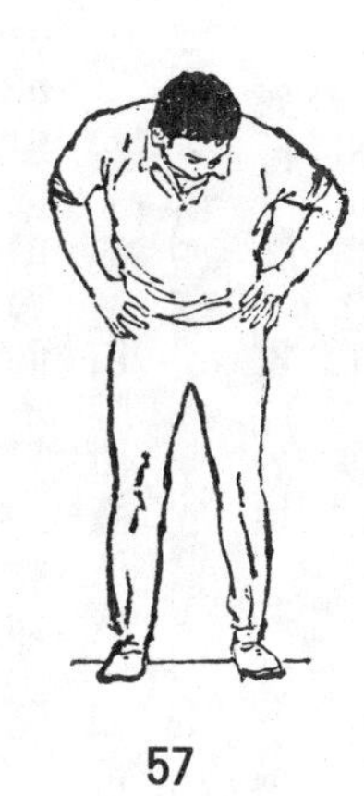
57

一百次。

【意念】 感念身體與頭部做反方向牽引。頭部向前引伸，軀體向後回拉，旋轉側動時，頸部筋肉牽緊鬆弛之感，交替出現，且同時感念頸部有伸長、鬆弛之感。

【功理】 頭頸部來回側動時，頸部筋肉鬆弛，可使頸部各椎骨位置順正。頸部搖動時肌肉鬆柔，氣血順暢，可消除頭腦氣血不足之症。

8 局部按摩

【動作】 自然站坐姿勢，身體力求放鬆。先雙手置於腦後頸脊之上，手指依次列壓於頸後棘突間隙上，左手手指向右推壓頸脊後部時，右手手指向左推壓，如此來回反覆推揉按壓，使局部有酸脹溫熱感。然後分別用兩手的食、中二指指腹壓揉左右風池穴，使有酸脹感，反覆十五至三十次。然後用食、中、無名三指分別自上而下揉壓彈撥頭頸夾肌，直至雙肩崗上肌，反覆十遍。然後用拇指分別揉撥頸部缺盆穴處，使臂叢神經有麻脹感串涉於手部。再以手掌快速上下來回摩擦頸部肌膚，使之有溫熱感。

【意念】 將注意力集注在棘突，穴位及筋肉、肌膚上，使感觸有明顯溫熱，脹痲體象。

【功理】 雙手指、掌自我按摩，使心經、肺經、心包經之氣回返與頸部諸陽經之氣交匯，因此能以心神之氣，補腦髓之陽。故能使人耳目清新、頭腦舒適。

㈢擺尾功

擺尾功是龍形功動功功法之一。此功以下肢為主，意念若龍尾在波裡濤間，雲霧之中，悠然自得屏屈旋擺。主要作用是疏通「足三陰、足三陽」經。

1 預 備

練功者面南背北，兩足與肩同寬，全身放鬆、頭端正、體自然。兩眼微閉，使神內斂，對外界環境視而不見，聽而不聞，澄其心境。用鼻吸氣，吸時微用力咬牙，呼氣時放鬆，一緊一鬆，促進口腔津液生成，口內津滿之後緩緩分數次下咽入腹。呼氣細、長、均勻，呼氣三次，自頭向足逐漸放鬆，以安定心神，排除思慮。然後深而長地吸氣三至五口。吸氣入腹，氣行下肢，貫達於足。一呼一吸，雙足下有如站立氣球上感覺，回彈鬆軟，全身飄搖欲動時，即可開始下述練習。

2 卷展升騰

【動作】接預備式後，兩足呈極度外八字站立，足跟部相靠，呈一百度角，雙膝外轉屈曲，如羅圈腿狀。雙手鬆垂伸直，手心相對，置於體前下方（圖58），重心下降，同時緩緩呼氣。

然後輕輕吸氣，雙膝逐漸伸直，重心上升，腿部邊收邊靠，至腿部伸直並立，收臀提肛

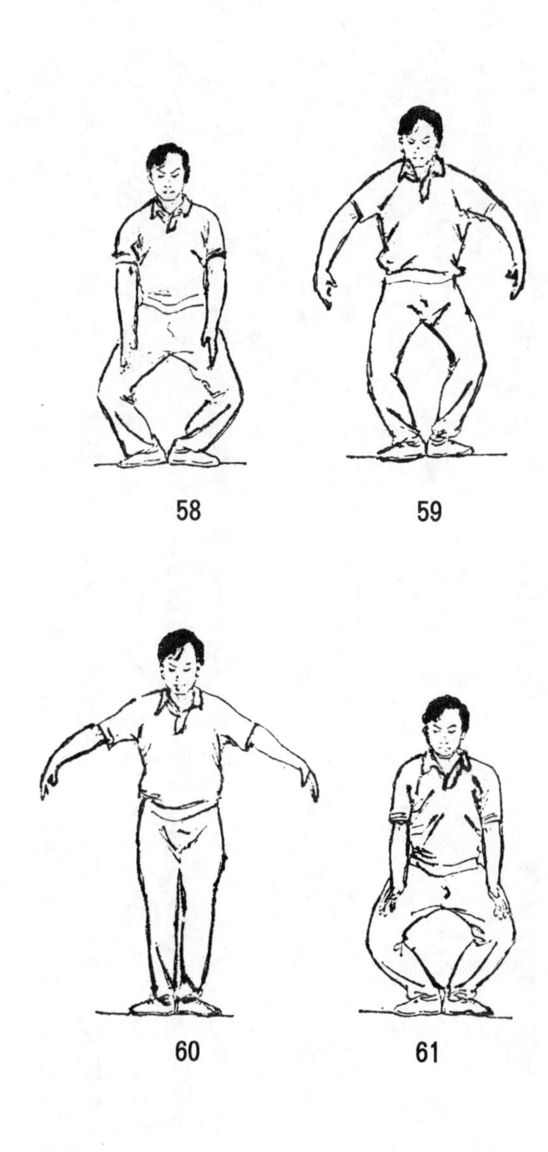

58　59　60　61

，與此同時，雙手由下往兩側向外提展，呈側平或斜下舉式，手心向下（圖59、60），雙腕鬆垂。然後慢慢呼氣，雙手經上升路線下落至預備式，雙膝屈曲，身體重心下降再呈羅圈腿狀（圖61）。如此，一呼一吸，動作一升一降，腿部筋肉一緊一鬆，反覆交替十二次左右。

【意念】　重心下落，屈膝時，腿膝內側若有光團，雙手臂提升外展，腿部伸直時，光團在兩臂之間，有托帶、升騰、飄浮之感。雙手下落呼氣，雙膝屈曲時，光團又回至腿膝之間，同時身體有沈降牽拽之感。

【功理】　雙足站立成外八字，足尖外擺，膝呈外翻式，雙腿部外側筋肉用力，足三陽經緊張，附陽、竅陰、勵兌等穴著力，腿部內側筋肉被牽緊伸展到最大程度。足三陽經亦被展延，使交信、復留、中封等穴受力。這樣腿部陰經伸展、陽經內收，使陰陽經承受不同勁力，呈陰陽相抱之勢。身體上下，升降反覆，下肢筋肉牽緊、鬆弛交替，有利於足三陰、三陽經中氣血循行流暢。

此功，外展用力，臀及外側用力較顯著，加以提肛收臀，有加強三陽經之氣勢。因此，對胃、膽、膀胱三經實熱症，有泄除餘氣作用。另外對膝、踝損傷患者，亦有功能恢復之效。

3 反側回旋

【動作】　全身放鬆，調節心神與呼吸，神氣安靜後，將兩足呈極度內八字站立，雙足尖相對，雙膝內扣（圖62），膝呈屈曲約一四〇度，如「X腿」狀。雙手直伸，鬆垂，置於體側方。屈髖，屈膝，身體重心前移，雙手由肩帶動，由內向外、向前方划圓，同時配合呼氣，身體隨之柔動。手臂向前，臀部後送，手臂向後時，腰部往前運動，同時，雙手臂由內向後、外划圓（圖62、63、64、65），身體重心前移，吸氣身體隨之柔動。如此，身體重心前後移動，雙臂在體前側方連續划圓，配合呼吸，反覆約十二次左右（圖62—65）。

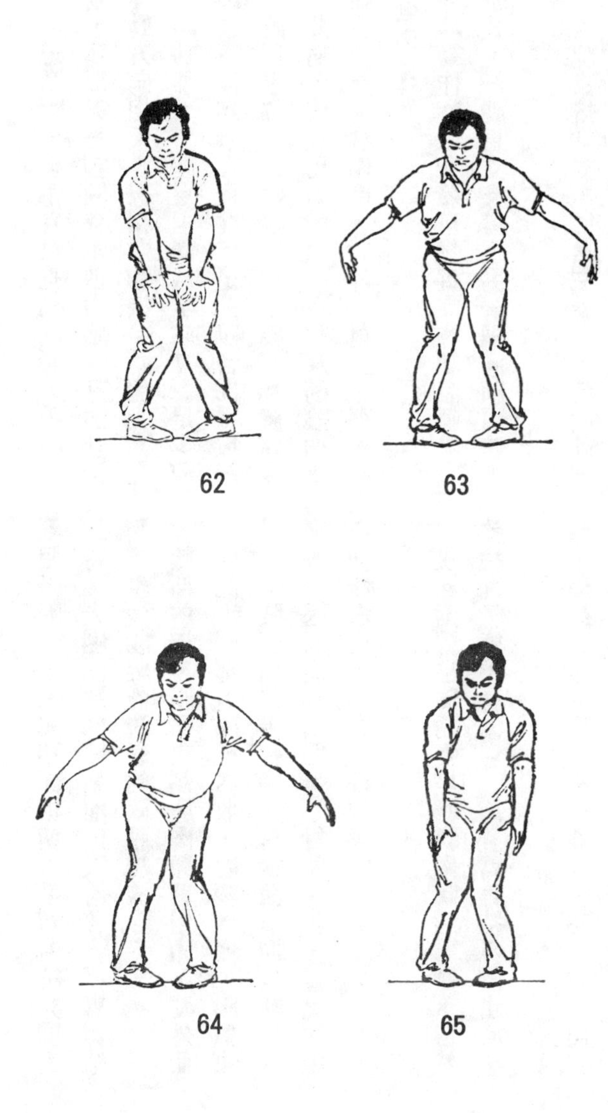

62 63 64 65

【意念】雙手臂鬆垂划圓時，手心下有兩個光團，分別與膝部相連。手臂若繞光團而轉動，膝部與光團間有牽拽力感。身體前後柔動時，光團隨膝部運動而前後游移。雙臂與膝部運動方向相反，但相互牽拽。兩個光團在體側旋轉而成繞體流動的兩股旋流。

【功理】雙足呈內八字站立，足尖相對，膝部內扣，腿部內側筋肉顯著用力，腿外側筋肉被牽伸到最大程度。足三陽各部得以舒張。如此，腿部各陽經內收，陰經外展，陽氣趨陰，陰行陽位，有陰陽相伴之義。身體前後進退，下肢筋肉弛張有序，有調節氣血之功效。

此功，內收用力較大，下腹及前陰均著力緊收，因而能斂陰固腎。對肝、脾、腎氣機虛弱患者，有補益作用。另外，對膝、踝內側損傷功能恢復，亦有良好效果。

4 擊浪掀波

【動作】身體自然直立，調節呼吸一至二次。兩臂自然開張呈側斜舉狀態，雙手自然鬆垂式，一腿直立支撐，另一腿向前屈髖、屈膝約九十度（圖66），用雙臂維持身體重心平衡。

右腿支撐站立，提舉左腿，小腿向前下伸探、蹬踩，如擊浪一般（圖67、68、69、70、71、72、73），同時用鼻吸氣。然後大腿向後伸、擺，向後伸擺到最大程度後，再回提大腿至屈髖屈膝。擺動之腿後伸時呼氣，前提時吸氣。如此，前後沿圓的軌跡做蹬踩後踢的動作，反覆十二次，然後再換左腿支撐練功。

【意念】練習者如若沈浸於悠蕩起伏海浪中，有飄蕩、輕盈感覺。足底有光團連接，

五、龍形功功法介紹

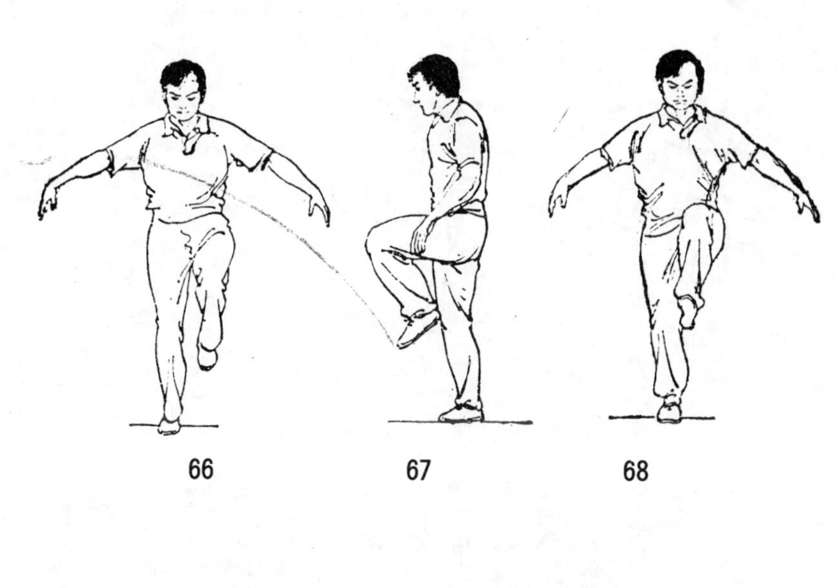
66　67　68

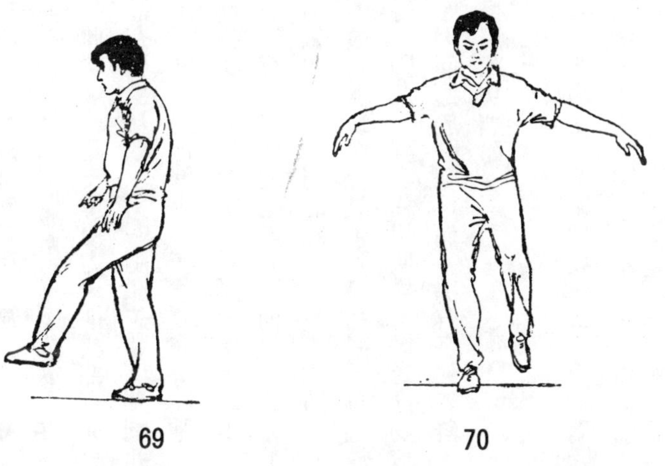
69　70

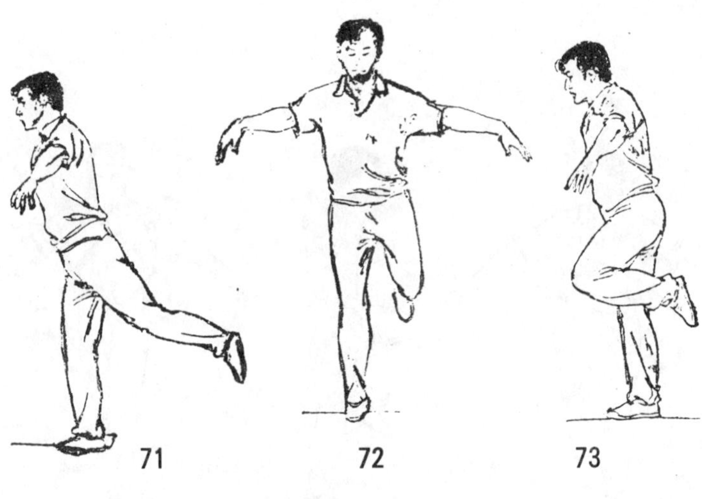

71 72 73

前提時有升舉之感，使腿提屈，若有浪濤推助。伸腿時足下若有牽拽之力，足底並有衝擊之感。「光團」一起一伏，「龍尾」在波裡濤間嬉戲擺蕩、悠然自在。

【功理】 此功以一腿支撐用力，則該部有充分氣血供養，因而有強健功效。另一腿順矢狀面划圓弧擺動，前提時，下肢三陽經緊張，三陰經充分鬆弛。張時為剛，弛時為柔，張弛交替，剛柔互濟。因此，有益於經絡氣血循行。肢體運動於外，而氣血運行於內。足三陰三陽氣血暢通，則能壯實五臟、六腑。支撐腿靜而用力，擺動腿動而行氣，動靜相間，有益於氣血的輸佈流行，因此，健身作用明顯。鑑於此功以腿部運動為主，因而適於腰腿疼痛。另外肝氣不舒、腎氣不足，亦可用此功調節。

5 布架彩虹

【動作】 自然站立，調節呼吸一至二次，兩臂自然開張於體側斜舉（或用單臂側舉），保持身體平衡。

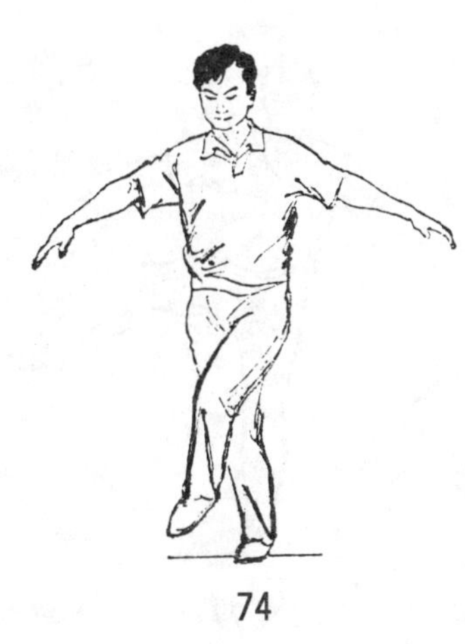
74

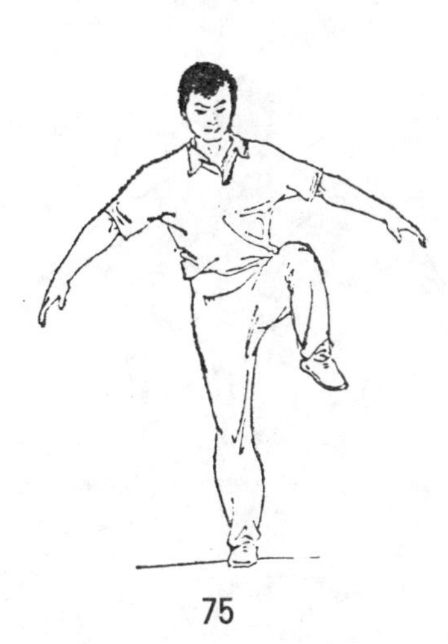
75

右腿支撐站立，提舉左腿，屈髖屈膝約九十度。以髖為中心，大腿由內向上、向外、向下，順冠狀面劃圓，小腿鬆垂。腿內上劃弧時吸氣，外下劃弧伸擺時呼氣，同時小腿放鬆伸展如此一呼一吸，擺提腿劃圓弧一周（圖74—78）。單腿練習十二次後換腿練習。

【意念】　懸舉之腿足下有一若隱若顯光團，運動時，光團隨之而上、下、左、右轉動，似有對足及小腿有吸引和推斥力感。隨光團轉動，在腹前下方逐漸形成一連續光環。同時，有光色變化，如同彩虹之狀，鮮艷耀目。經久練習後則逐漸形成白色光帶，全身如若在雲霧之間。

【功理】　單腿支撐站立，外靜而內為剛。單腿懸、提、擺、伸、展收，外動而內部放鬆致柔。剛柔、動靜，相互為根，交合參同。因此，能調節肢體與臟腑間的協調關係。再者，懸腿運轉因內收、外展，反覆交替，使腿的三陽經運氣用力，因而具有舒發陽經氣血之功。同時，又使腿部三陰經脈，舒展柔順，

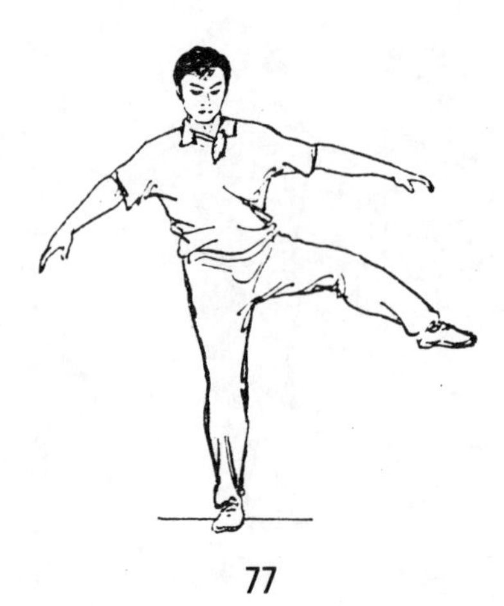

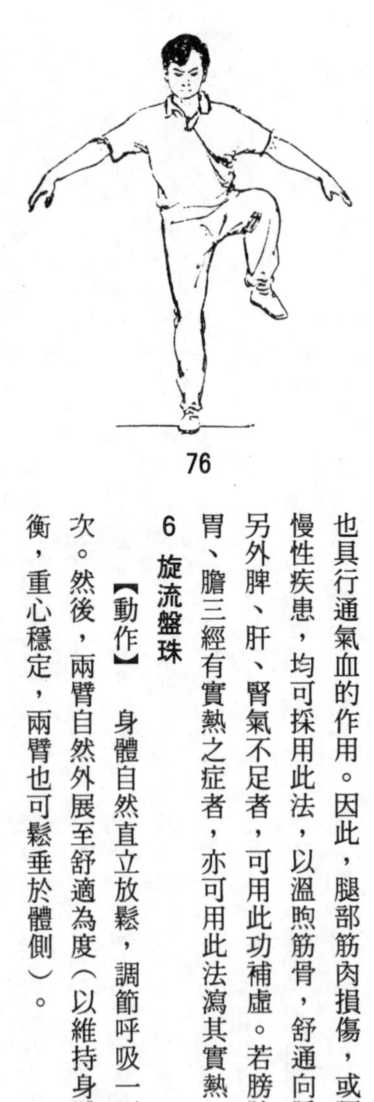

76

77

78

也具行通氣血的作用。因此，腿部筋肉損傷，或腰腿慢性疾患，均可採用此法，以溫煦筋骨，舒通向脈。另外脾、肝、腎氣不足者，可用此功補虛。若膀胱、胃、膽三經有實熱之症者，亦可用此法瀉其實熱。

6 旋流盤珠

【動作】 身體自然直立放鬆，調節呼吸一至三次。然後，兩臂自然外展至舒適為度（以維持身體平衡，重心穩定，兩臂也可鬆垂於體側）。

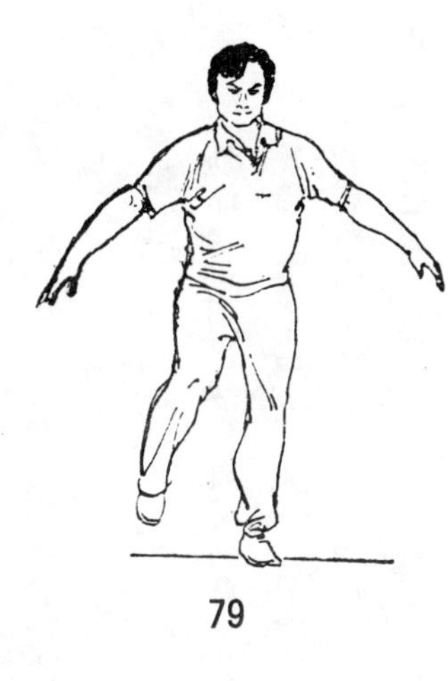
79

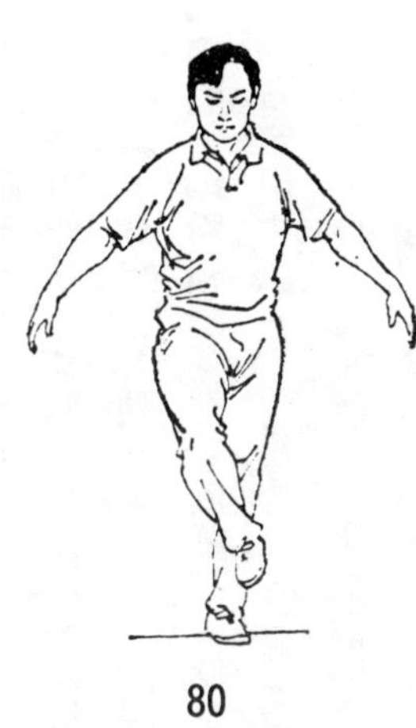
80

單腿支撐站立，另腿屈髖、屈膝九十度，小腿鬆垂。然後，以腰胯帶動懸舉之腿，並以膝為軸心，使小腿由內向前、向外、向後做水平划圓運動。圓弧運動幅度由小而大，一呼一吸各划圓一圈（圖79、80）。每側做十二次左右。

【意念】　意念集中在懸舉腿足下，划弧時，似覺旋流推蕩小腿，小腿旋轉時有光環圍繞。旋流強時，光色穩定，旋流弱時，光色游動。好似龍尾擺動，使光團定位旋轉，如珠走盤，不外移動。

練習時務必使小腿放鬆，划弧要連續不斷，意念集中，不可分擾神思。

【功理】　此功運動在懸舉腿的膝及小腿。足三陰、足三陽穴位多集中此部。如附陽穴在跟上十五公分，竅陰穴在足第四趾上，厲兌穴在足大趾，交信穴在內踝上六公分處，中封在內踝上十二公分，三陰交在內踝上十二公分。因此，對肝、脾、腎、胃、膽、膀胱等經的陽氣生發和通行均有較大影響。此法，對膝部及踝部損傷的功能恢復很有益。也適於三陰經中氣血虛弱者練習。

運轉活動過程中，意念集中於旋流中光團上。此功形動而意靜，以外動促內靜，有益於身心協調。

7 卷翹起落

【動作】兩足站立與肩同寬，全身放鬆，調節呼吸一至三次。略含胸、屈髖、屈膝、鬆肩、垂臂、雙手置於體側。

雙臂緩緩由下向上平提與胸齊平，呈屈臂前扶式，手掌向下，同時，屈髖、屈膝、身體重心下降並略下後移。雙足跟著地，足尖向上側翹起（圖81、82、83），小腿後部有緊綳感，並稍作停頓，同時緩勻呼氣。然後身體重心逐漸前移上升、伸髖、伸膝、墊起足尖、跟部懸空。同時雙臂由前向下、向後伸舉，雙手向後屈腕勾手（圖84、85、86），緩緩呼氣。每一呼一吸伴一次身體重心升降、起伏，呈前提後吊姿勢。共做十二次，單獨練習可達一百次。

【意念】身體升降起伏，前提後吊，重心一上一下，連接無間，如龍之首尾，在浪裡濤間，顧盼相隨。雙手前提時，感念龍頭放射光霧，與尾部相互輝映，似有光柱連接手足，並有牽引力感。雙手後伸舉，身體重心上升，感念身體若飄在海中，受波濤掀湧，身體隨和柔動。同時，雙手後吊，手如龍頭回首反顧與足上下照應，伴光柱相連及牽拽、搖動感。

【功理】身體重心升降，配合手足起落，運動肢體各部筋肉，引起經絡舒張開合，使氣血行運有序有節。前提時，足尖翹起，雙腕下垂，肢體下面姿勢為陽，上面姿勢為陰。後

五、龍形功功法介紹

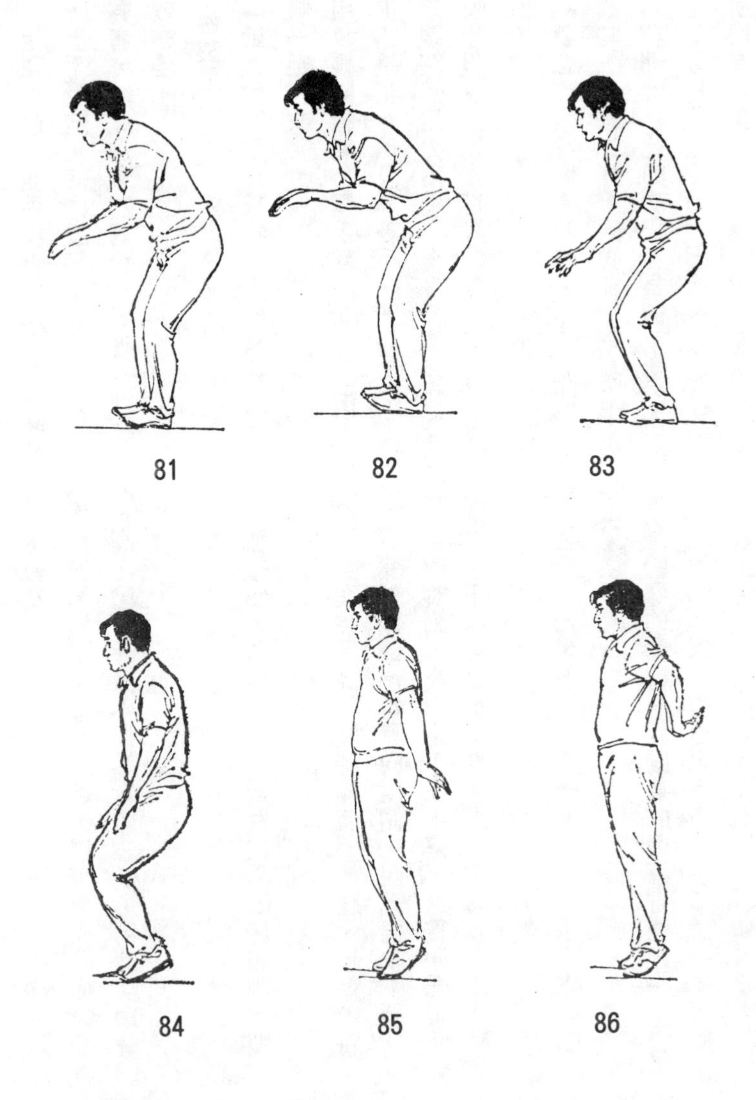

吊時，足跟提起，雙手後上勾起，則上勢為陽，下勢為陰。一前一後，一上一下，始終陰陽相隨，上下反向。使「五臟」、「六腑」氣機運行節律鮮明。腰腿不適、風濕痺痛等症、體質虛弱者，練此功最為適合。另外，神經衰弱、高血壓、呼吸不暢等氣虛之症，用此功鍛鍊，其效亦佳。

8 叩齒震足

【動作】 全身放鬆，兩足自然開立，髖、膝微屈，含胸拔背，雙臂鬆垂置於體側，調節呼吸一至三次。

用鼻輕輕吸氣，雙手掌心向上，由下往上提捧至與臍等高。同時伸髖、伸膝、起踵，將跟部提起懸空。然後，雙手向下翻掌往下鬆落，至腿外側部，雙臂向兩側、向下握掌下衝。同時雙跟突然用力落地，全身驟然運氣發力，使身體震動，震力由下往上傳，透貫頭部與此同時咬牙叩齒，其聲震傳腦海、耳門，同時用鼻急促呼氣。如此反覆練習十二次，單獨練習可達五十次。

【意念】 身體提升時，如游龍翱翔在雲海之間，光團上升。身體下落，光團下降，震足叩齒時，感念光團潛入腹部，全身上下均有振蕩之感。

【功理】 此節功式，為擺尾功收功法。亦是較好的強腎、壯陽氣的鍛鍊方法之一。震足時足三陰經首先受力，因而有行通經絡、震撼臟腑的作用。力由足下而上透頭頂，使骨骼、關節均為之震動，骨髓受力，則精氣激蕩。因腎主骨，腎藏精，精又為生命活動重要物質。因而能起強身作用。上叩齒，亦可影響到腎氣調節，齒為腎之餘，叩齒可益腎。下震上叩，均能震蕩腎腑，使精氣充盈。使「五臟」、「六腑」氣血旺盛。體質虛弱，肝、腎不足的患者宜以此功鍛鍊。

㈣鎖龍功

鎖龍功，鎖龍之意，在引天陽之氣歸附於人體，使天、地之氣聚合於人體，使天地人三才相合。以綿、軟、鬆、活、圓、柔的形體運動促進陰旺，以吐納的輕勻細長，自然配合五色用意變化促進陽強。陰盛陽旺，真氣流行，真氣強盛則外邪不能侵體，因此，祛病、長壽之效顯著。

本功練習雙足定勢站立，身體轉側，動作起落幅度不大，活動範圍小，不受場地限制，因而易於普及。

1 預　備

兩足自然開立與肩同寬，頭頸端正，身體正直，全身放鬆。

眼簾鬆垂，露一線之光觀鼻准，下頜微收，呼吸時口唇輕閉，先行自然呼吸，用鼻吸氣時，舌尖上頂上齒齦，上下牙微力咬合，用口呼氣時，口鬆舌落。一呼一吸，舌體一緊一鬆，口腔內有津液積聚，徐徐下咽入腹，然後採用三、五運氣法。

呼三法：用嘴輕勻細長吹氣，全身放鬆，不著力，同時感念自頭開始，自上而下順序放鬆，由頭頂百會穴至達足底湧泉穴。吸氣自然，消除雜念不配合意念，呼長吸短。

運五法：用鼻輕勻吸氣入腹，全身放鬆，不著力，同時感念自足下開始，自下而上順序緊收，由雙足跟起，沿小腿，經大腿，循胯、腰、背而至頭頂百會。呼氣不配合意念，任其放鬆，吸長呼短，使身心協調，神志寂靜，進入練功狀態。

2 青龍出水

【動作】接預備式，兩手在胸前結成龍首狀，即雙手手心向內，十指分張，然後拇、食、中指交叉併攏，指蹼相靠，雙無名指指端相接，小指自然開張，如龍口側旁之須，屈腕、屈肘、鬆肩，置於頷下胸前約三十公分處（圖87）。

用鼻吸氣之時，身體微微後弓，結龍首之雙手（以下簡稱龍首）逐漸由後上提升與下頷齊平，然後身體前後蛇形蠕動，龍首經前下伸探划圓，直至呈腰後弓，龍首下探至臍胯之勢，然後龍首由下後向上提升，身體微後弓。如此，一呼一吸，龍首在胸腹前下後上划圓一次，腰腹配前後蠕動（圖88—92）。反覆練習二十四次。

【意念】練功時意念雙手手掌前下方有綠色光團，時隱時現，集中時光團明顯，對身體有吸附和推斥之力。伸探下落時有前後推拉力感，提升時有升騰、漂浮力感。全身似龍，猶如沈浸在清澈海水之中，感念舒適、輕飄。練習時間較長，光團漸上縮小，光澤增強，其他感念亦更加重。

【功理】身體自上而下柔和前後蠕動，使腰腹部筋肉協調舒張，同時四肢運動有序。

五、龍形功功法介紹

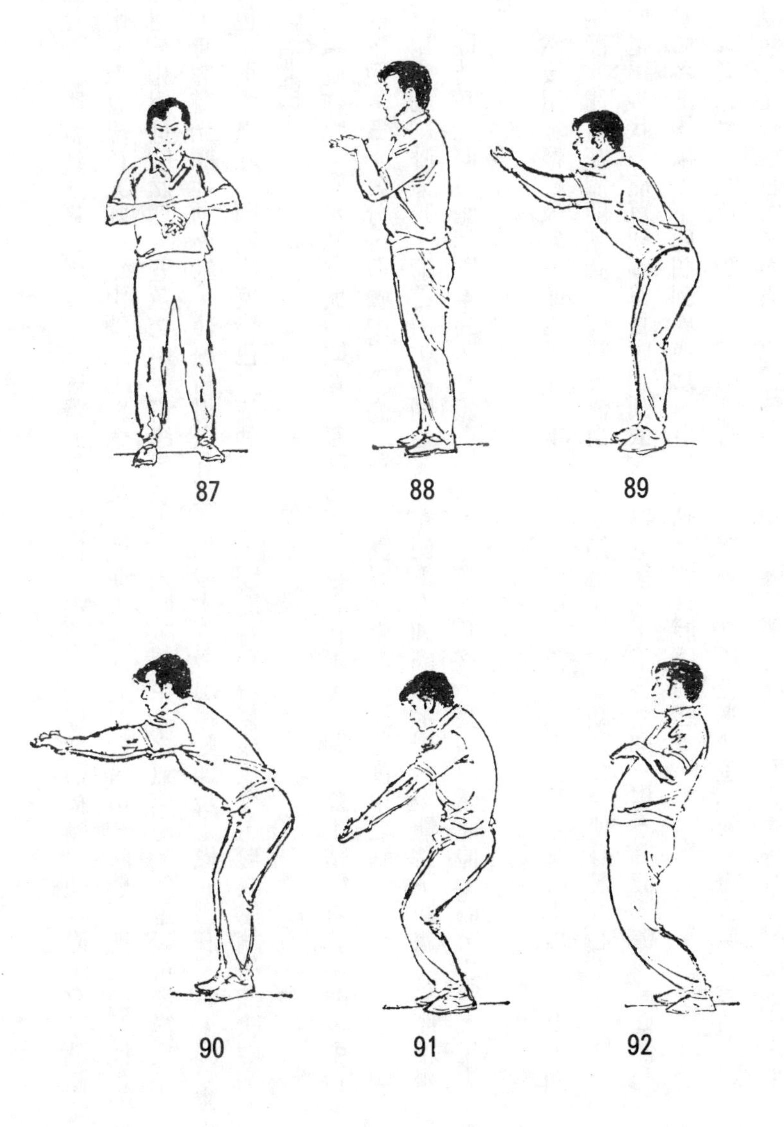

這種運動影響任、督二脈及十二經脈的氣血運行。經絡氣血經軀體搖轉，使其產生有序調節反應。意念綠色光團，集中神志，雜念俱滅，能使大腦處於清靜、單一狀態，使大腦其他各部處於相對抑制狀態。五色之中，青綠色屬木、入肝，與東方之氣相應。斂意聚精於綠色光團，身體隨光團運動而動，使經絡得以舒展，如樹木受微風搖動顯現生機。因肝藏魂，肝受青色，則木氣旺，因而集聚綠色、使神意旺肝，因而有利於氣機疏發，形成協調和諧狀態。

3 赤龍觀日

【動作】 兩足站立與肩同寬，雙膝微屈，重心在兩足之間。雙手結龍首於胸前，手心向前，距胸三十公分，與膻中穴等高。鬆肩、墜肘、壓腕，如若推車之狀。

用嘴細細呼氣時，龍首由中部開始「向左側下方划圓弧半周，至龍首下與髖胯高度相齊平。同時身體向右側划圓柔動，身體重心由下往右上升移，雙膝由屈而伸，而至起踵，足尖站立。

然後用鼻輕輕吸氣，龍首漸由正中下方，漸向下，經右上漸提升划圓弧半周，提至下頜正中前。龍首在體前划圓，同時身體由上往左側彎屈，猶如划圓弧，使身體重心下落，膝部屈曲呈馬步狀。龍首划圓與腰腹划圓依次交錯進行，上下各划圓一周（圖93—97）。此節動作身體各部均依上下兩個圓周運動，自然柔動，似有浪蕩的感覺。

【意念】 龍首行動於身體前面時，閉目存神，紅色光團在手心前若隱若現，練功中凝神凝氣，光團色彩由淡而濃，愈感分明。初時光團隨龍首而動，而後光團有吸附與排斥之力

五、龍形功功法介紹

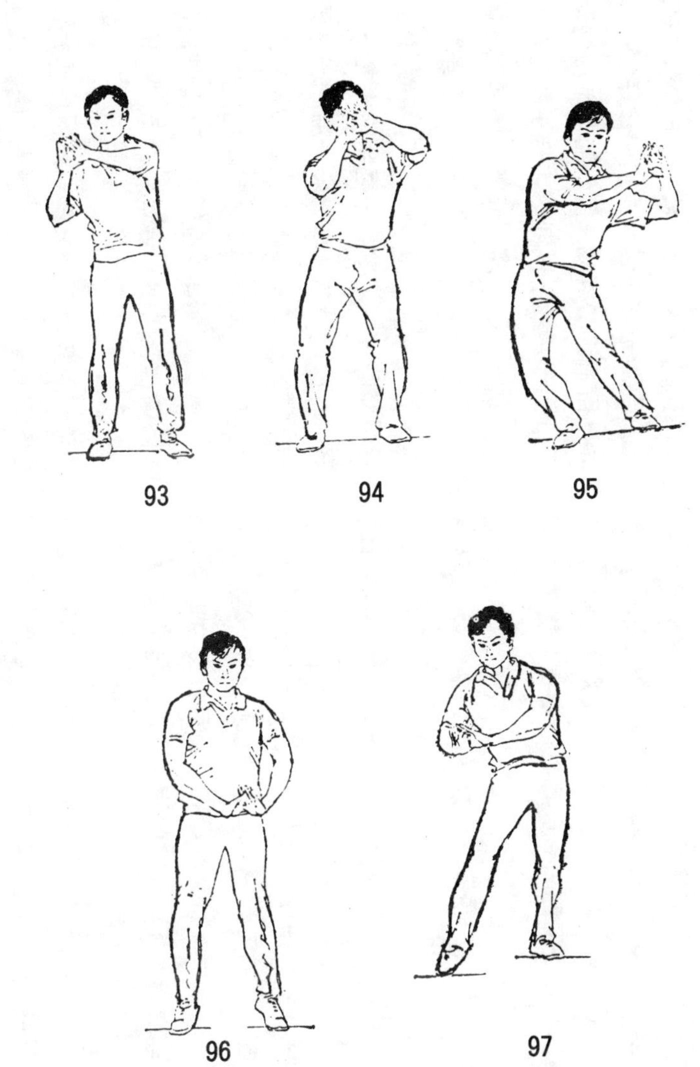

93 94 95

96 97

作用於軀體。光團自左下向右上呈圓弧運動。手心對向前方，有日射光照發熱之感，有時熱浪及於頭與全身。練習者的身體在提沈運轉之中，練者常有置身溫熱海水中的起伏、浪蕩之感。

【功理】 以身體重心起落轉移運動為主，雙腿屈伸使身體升降起伏，雙臂柔緩劃弧，配合腰腹側向柔動，使全身各經絡弛張有序，因而有利於氣血循行和臟腑氣機調節。

龍首划圓運動，可使三陰三陽得到舒發，心、肺二臟之氣得到調節。下肢屈伸，可增強肝、腎之氣。按中醫理論，腰上為陽，腰下為陰，上為心神支配，下為腎精所主。上下運動協調，則可使水火相濟。心腎相交，有利精神合一。因而練後，身心安泰舒適。閉目斂神聚意，若視紅色光團，紅色入心，心氣旺則身體中陽氣充足。因而能使精神壯旺，體魄健強。

4 雲龍翻身

【動作】 兩足自然呈八字形開立，稍寬於肩，雙手結龍首於胸前，與胸相距三十公分。調節呼吸後，輕輕吸氣。

練功時步型保持衡定，頭與手間距離始終保持等距。用嘴緩緩呼氣，身體向右後方轉側，身體重心移向右腿，雙膝自然屈曲，身體自右上方向右後下方傾轉，盡力向右後下轉體，然後用鼻吸氣，同時身體由後下向前上翻轉，頭、手呈仰轉之勢，至身體重心上升達最高點，雙手提升至正中位。如此身體在右側一落一起，在身體右側做划橢圓一圈的動作配合呼吸。隨即身體重心移至左腿，在左側做划橢圓一圈動作。如此左右兩側交替進行，做此節氣功

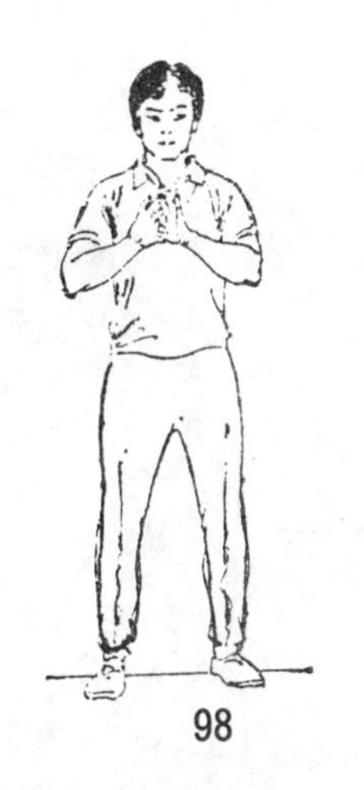
98

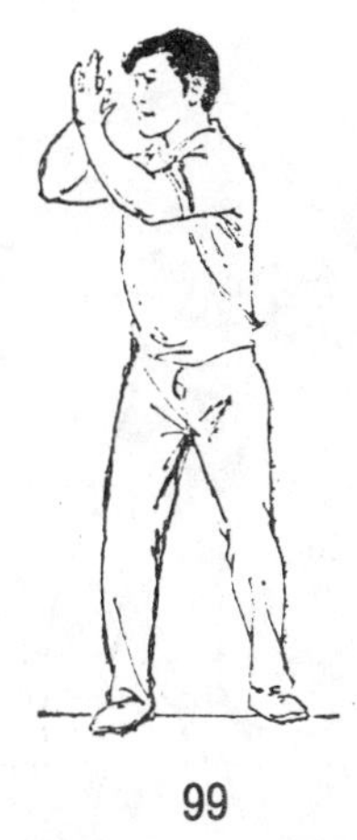
99

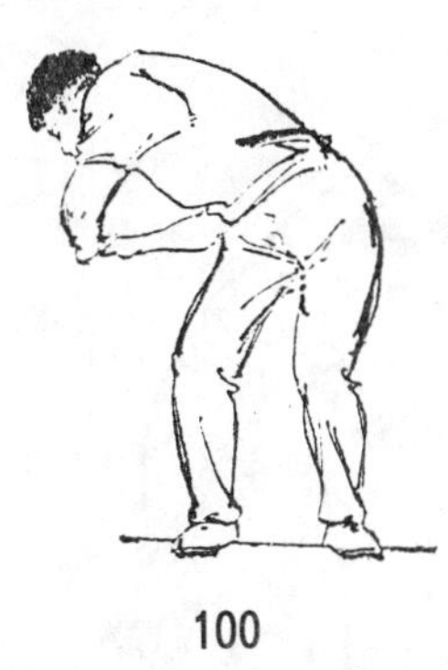
100

，要領是以「龍首」帶動上體，以腰為軸，上體依重心上下起伏呈左右「8」字交連運動（圖98—105）。連續划12個橫「8字」。練習此功，要求足步穩定，身體起落和轉動時，胸和腰胯部位充分放鬆，上體轉動幅度與頻率依呼吸狀況確定，運動時以保持呼吸自然舒適為原則。

【意念】　雙手運行於體側時，有置身於雲霧之中的飄然感，全身輕盈、舒暢。意念手前下方有白色光團，光團模糊而漸明顯，光團由小而大，由暗而明。練習之中頭手之間有牽引和推斥力感，似乎身體翻轉由光團帶動。練習中閉目不可睜視，以免眩暈，時有立足不穩感，但潛心練習，很快即可克服。

【功理】　身體在體側左右上下翻轉時，動作有序，胸腹部各筋肉張弛有節，有利呼吸。對任、督二脈產生較大影響，有利調節陰陽，通利心肺氣機。閉目存意白色光團，有利肺氣輸佈肺氣充實，宗氣加強，內可調和諸臟氣機，外可興陽以固腠理，臟腑、經絡氣機平衡，因而身心安適、舒暢。

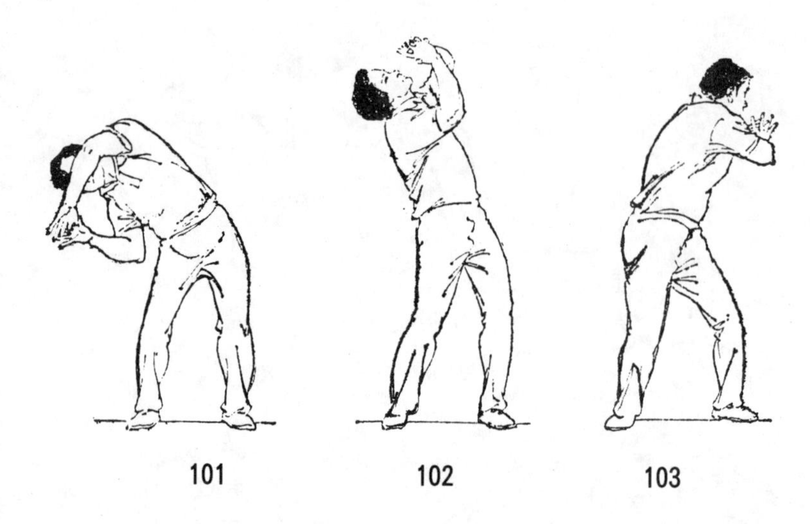

101　102　103

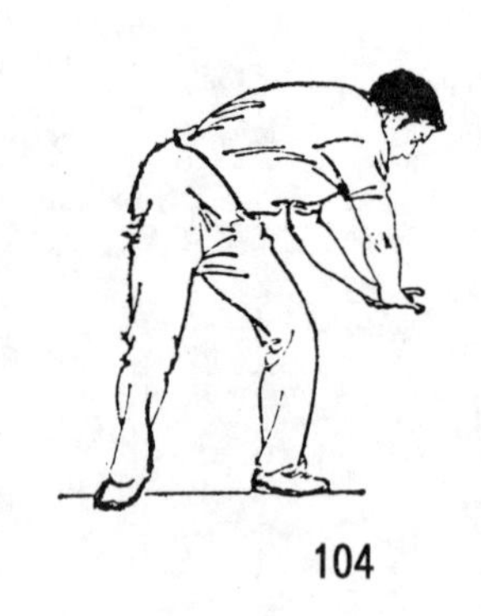

104

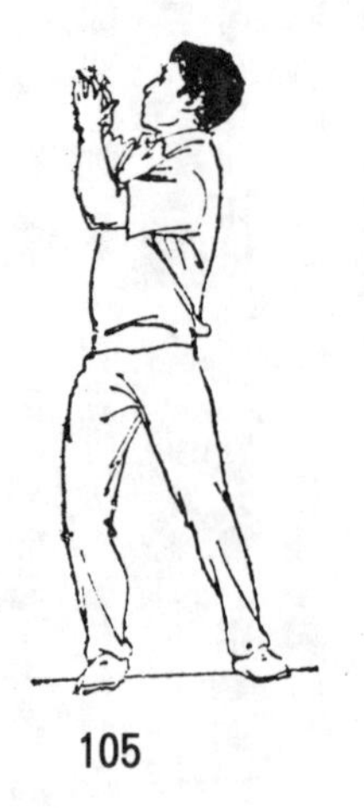

105

5 黃龍護珠

【動作】兩足分立略寬於肩，雙膝微屈，重心下降，呈半馬步式。雙手結龍首於腹前，手心向下，高與臍平，距腹約三十公分，調勻呼吸。

雙手先由右側腰腹間向右外前推出，同時呼氣，然後雙手自前向左外後回拉在腹前水平划圓，同時吸氣，與此同時，腰胯放鬆，做相反向水平划圓運動。下肢及身軀隨圓運動而自然柔緩運動，其狀如推磨態（圖106—109）。划圓十二圈後再做反向運動十二圈。

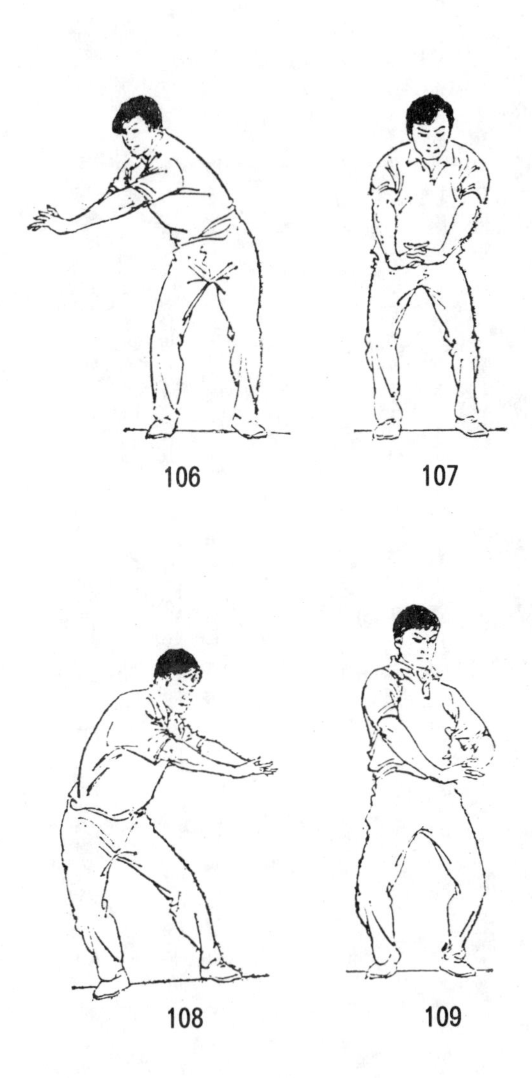

106 107 108 109

呼吸深長者，運動幅度可大些，呼吸淺短者，動作幅度宜小。呼吸困難者（如支氣管哮喘、肺心病、肺氣腫患者），龍首與腰身可僅做微小划弧動作。

【意念】 雙手行運腰腹前，意念手心下有黃色光球若隱若現，在腹前呈水平游轉。雙手及腰部似有一推蕩力，促使身體放鬆運轉。運轉之中光球隨呼吸有漲大和縮小的感覺。雙手如扣壓在光球之上漂浮於海面，有浪蕩之感。口腔中津液充溢，徐徐下咽，有甜甘、爽口美味之感。

【功理】 此節功以雙臂及腰胯同時做水平划圓運動為特徵。按人體八卦分佈，上為乾，配以坎水；下為坤，配以離火。上下運轉方向不同，上為陽，配水；下為陰，配火。上下相配，均為陰陽、坎離相配，互濟。坎水下降，離火蒸升，水火既濟，則生機旺盛。腰胯做大幅度運轉，有利於任督脈與帶脈的氣機輸發，氣海、命門是人體生命活動的重要所在，因而有利於生機運轉。脾胃之正色為黃色，神意合黃色歸於脾，可使脾陽興旺。脾胃之氣興旺，五臟氣機調和則有根本。

6 墨龍朝聖

【動作】 雙足自然開立略寬於肩，雙手結龍首於胸腹之前，手心向下，雙肘內扣，調節呼吸，然後用鼻輕輕吸氣，雙手向上提升與下頜等高。

身體重心略移向左腿，右足尖上翹，向右轉擺九十度，同時身體向右轉九十度，重心隨即移至右腿，至重心於二腿間，呈右側丁字分立步。雙手由上向內向下前方緩慢推降，屈膝，重心下降，呈前弓後箭式，後腿用力蹬地，身體含胸收腹且伴自上而下蠕動，同時用口吸氣。然後，雙手由下前方，由前上向後回拉，右腿微伸，左腿微屈，身體重心上升，軀體後仰同時，自下而上蠕動，用鼻輕輕吸氣，身體重心回移左腿，右腿伸直，右足上翹，雙手在一側推降、升拉各二次，重心隨之前後移動二次，然後左足尖外擺，右足尖內扣呈中立位。左足尖上翹，外擺，與右側同樣動作，進行二次（圖110—119）。如此左右交替，各十二次。

此節功中，要求身體轉側，足步方向轉動要協調，身體重心前後移動與重心的上下轉化要與身體柔動一氣呵成，前足翹勾與後腿蹬的用力要配合得體。

【意念】　身體側轉時，意念集中雙手下有黑色光團，若隱若顯，起落於浪濤之間。左右側方天際有光照感，同時，雙手隨光團起落，有舉拽推蕩之力感，好似置於海浪之中，身體飄搖起落。另外，好似時有海潮之聲，使人心曠神怡。

【功理】　身體在左右兩側做前後上下划圓運動，身體起伏，均需兩腿柔和屈伸，腿及軀體各筋肉都有較大的張弛運動，下肢是足三陰、足三陽的經脈所在。因此，肝、脾、腎、胃、膀胱、膽均因動作而使營、衛、氣、血能夠得到疏通、調節。上肢下肢運動，陰陽互濟。內經素問「北方黑色，入通於腎，開竅於二陰，藏精於腎」。眼如視黑色光團，將心神之氣與腎精相連，為以神充腎之法。腎氣充盛，則骨髓堅實。腎氣實，則可強健體魄，增意志。腎開竅於耳，腎氣壯則聽力增強，耳聞潮聲，即為自身呼吸之聲，可使精神內固。腎氣內固，腎氣耗散減少，則本體自強。

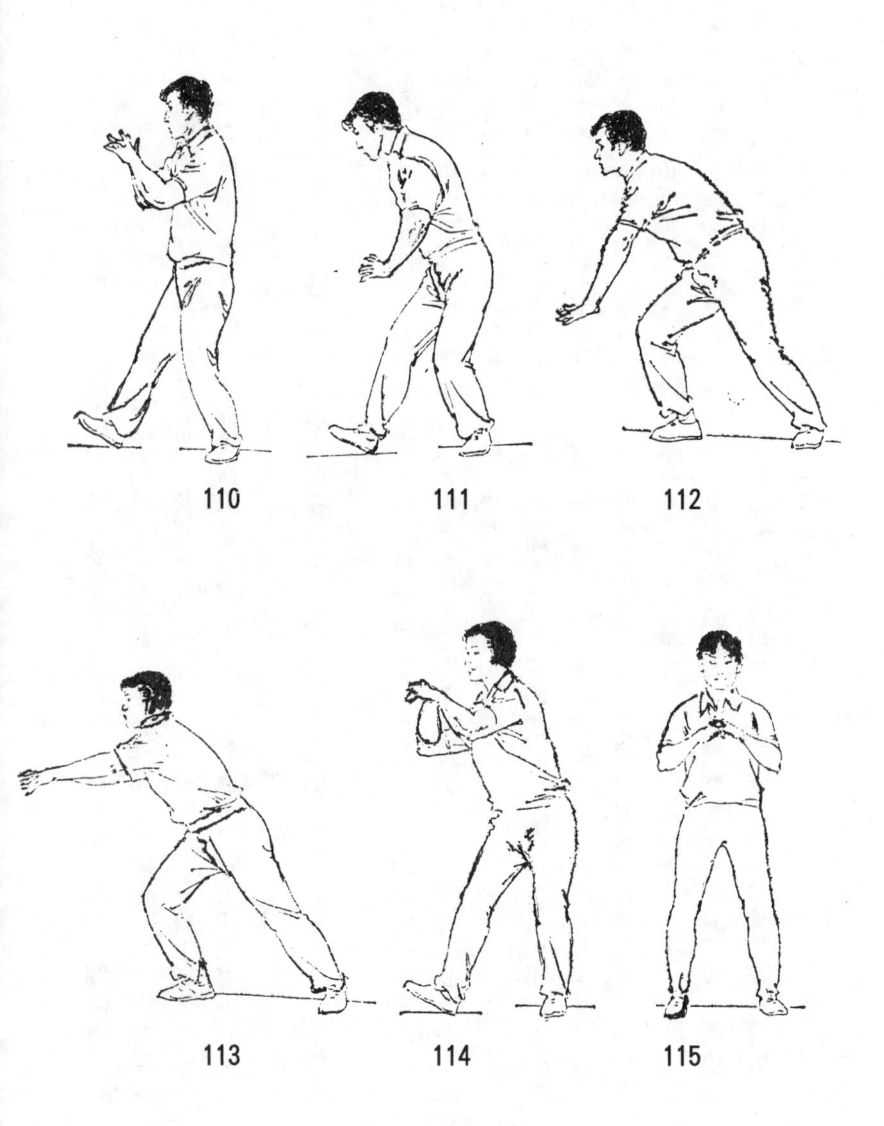

110　111　112

113　114　115

五、龍形功功法介紹

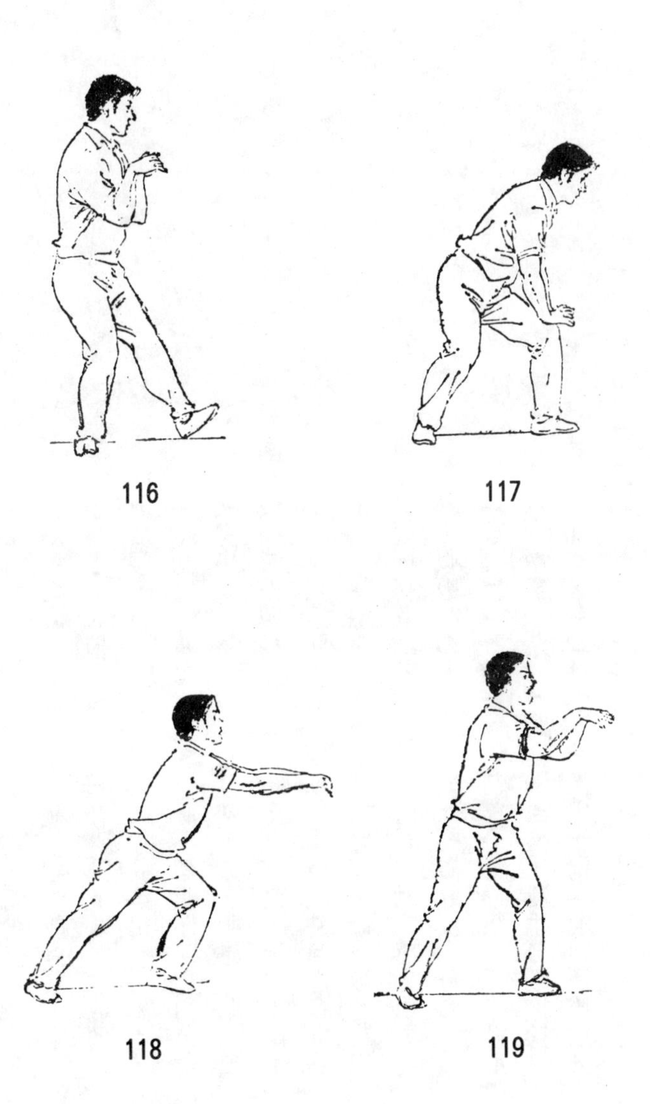

116　117

118　119

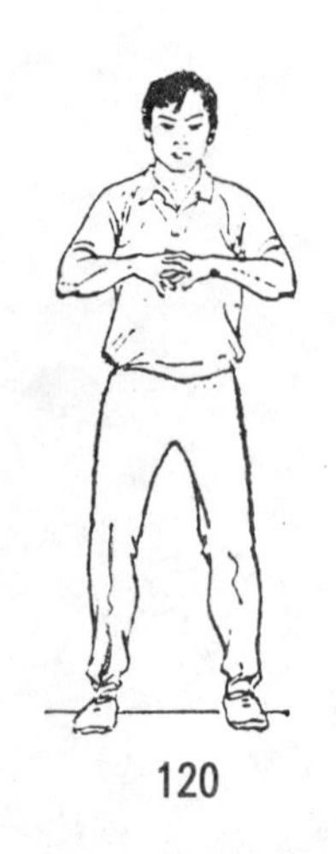
120

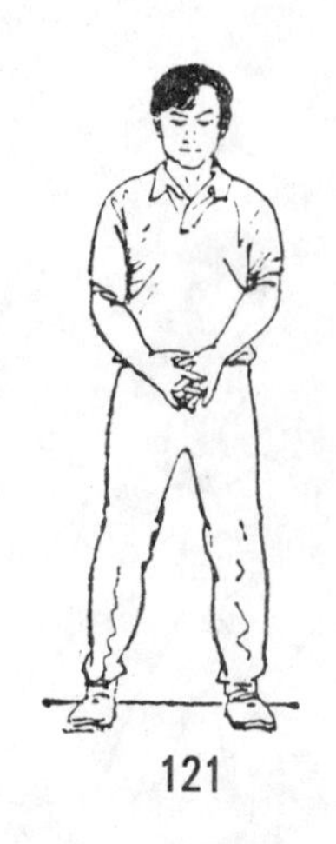
121

7 混龍歸元

【動作】 兩足站立與肩同寬，身體自然直立，重心在兩足之間，全身放鬆，雙手結成龍首狀，手心緊貼小腹上，大拇指輕輕按壓在臍部。雙肘內收內扣，貼靠於腰際旁（圖120、121），呼吸自然。

【意念】 意念集注於手心下面腹部。起初，腹中有氣團集聚之感，並漸漸發熱，久之熱感增強，氣團在腹內緩緩轉動。氣團且有上下移動，上可至胸部、頭部、下可至腰、臂，腿部。同時該熱氣團多向病患部位移動。熱氣團佈滿腰腹（氣海、命門等）或遍及全身後即可收功。練功中，時有晃動之感，只要雙手緊壓小腹數次即可停止。如此約需五至十分鐘。

【收功】 雙手搓掌，待掌心灼熱後，手掌貼面上下浴面摩擦十餘次（圖122）。再用雙手分別搓揉雙耳九十九次，令耳發熱。然後用十指自前向後梳頭分理頭部十餘次（圖123、124）。

雙手交叉在胸前上下摩擦雲門、天府二穴十餘次

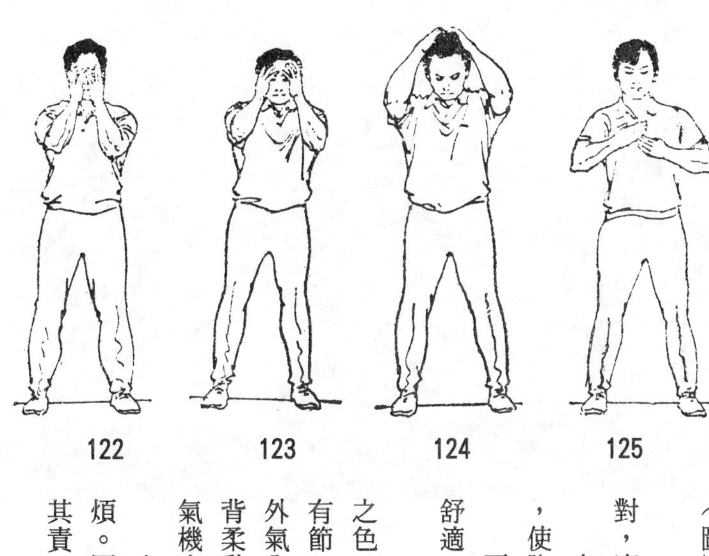
122　123　124　125

（圖125）。

一手掌在腹前，另一手掌在後腰部，手心前後相對，摩腹擦腰，令其發熱，約五十次（圖126）。

半握拳或雙手手掌，自胸至腹至下肢擊拍十餘次，使胸腹溫熱舒暢（圖127—129）。

再用雙手手掌背部自背至腰拍擊十餘次，使腰背舒適（圖130、131）。

【功理】 經運動之後，採集八方之氣以成五光之色，五色入五臟，因而使臟腑、經絡氣機開合有序有節。意念存於體外，以斂神聚氣。氣聚神清後再使外氣內收，內外氣運交匯，則能強身固本。動作以腰背柔動為主，因而能夠舒暢命門、氣海。氣海、命門氣機充實則生命力旺盛。

人體負陰抱陽，陰陽匯聚，則神魂安守，不會躁煩。因而營、衛、氣、血各循其道，各守其宗，各盡其責。強身健體，治病療疾之效自然形成。

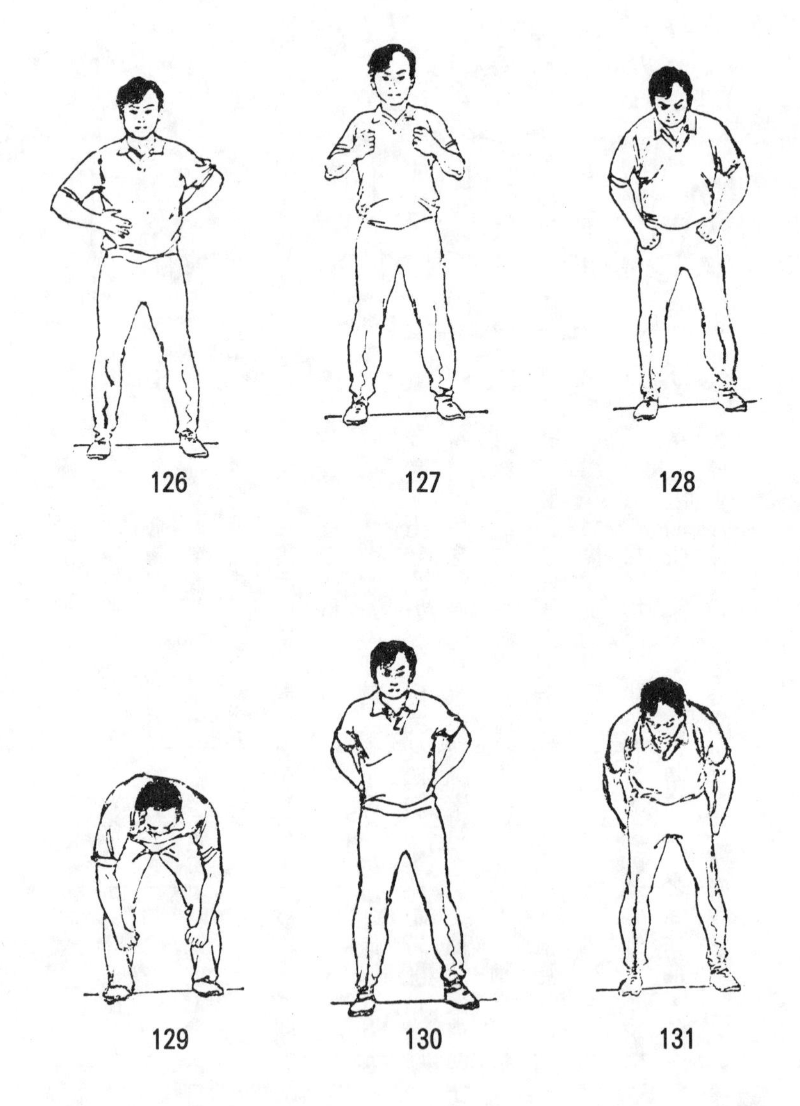
126
127
128
129
130
131

㈤龍形掙鎖功

掙鎖功是龍形功法中的運力發勁之功，外似柔、輕，內則剛勁用力，歷來為練功人強筋壯骨之法。近年來此法運用於體育課及運動訓練中，均收到良好效果。成都體院七十七級籃球班、四川棒球隊、解放軍棒球隊、四川省射箭隊、四川省網球隊，先後運用此法訓練，使運動員身體機能更好進入準備狀態，消除緊張，減少了損傷，提高和發揮了技術水平。

本功以靜力發勁為特點，配合吸氣發勁。

1 雲霧洗髓

【動作】兩足自然分立同肩寬，頭頸端正，下頷略收，雙臂自然鬆垂置於體側。垂瞼閉目或微睜，身體隨呼吸而呈自然波浪形蠕動。用鼻均勻引清氣，口呼濁氣。吸氣時舌尖輕輕上頂，呼氣時舌體慢慢放鬆，反覆起落時口內生津，咽津入腹三次。

【意念】本功練習，神意要與呼吸相伴。呼吸要舒適自然，感念身體自上而下放鬆，反覆三至五遍。然後，神意集注於吸氣。吸氣時，感念海水或雲霧由下而上浸沒身體；呼氣時，感念浪濤雲霧自上而下降落，反覆行功，會感身體如存於海空之間，並有浪濤起落飄逸、舒適之感。

【功理】此功多用於準備活動，使身心歸一。要求進行形鬆、意靜、咽津三次以上。津為口腔內唾液，含有多種人體中不可缺少的基本物質，咽津入腹，其量雖少，但可引起各器官系統的功能活動調節，促進運動能力。古人視唾液為寶，稱作金津、玉液。

運動後疲勞或晚間睡前調節可取自然坐立式或盤腿坐式練功，要求咽津在十次以上。

2 立掌推沙

【動作】 兩足開立或呈馬步式站立。兩手掌在體前下方，手心向相（圖132）。自下而上提捧，同時用鼻吸氣，舌尖微微用力上頂，身體如隨浪濤起伏，有自然柔動之感，雙手提捧手心向上平胸前（圖133、134）。雙手由後向前推出，呈立掌式，全身緩緩運發內勁，用口細勻吹氣（圖135、136）雙臂伸直後，掌指盡力背伸外張發勁至指尖，雙膝屈成馬步半蹲，同時屏息片刻（圖137、138）。全身放鬆，身體柔緩似波動。雙手緩上向後平收至胸前，輕輕吸氣。然後，再如前式向前推，反覆練習，要求咽津五至十次。

【意念】 雙手推出時，感念手前光團推移流沙，手指發勁時，光團有壓迫感。吸氣時全身放鬆輕柔如在水中浪蕩。

【功理】 上肢導引之勢引動下肢發力，呼氣時全身筋肉剛勁，使邪雜之氣外泄。上下動靜相配，運動剛柔交替，氣血流暢。手臂推伸時，心經、心包經、肺經充分舒張，使心身意氣神相合。

本功可適當降低呼吸頻率，加大呼吸深度。全身肌肉有規律地弛張交替，可以增強血液循環，促進運動器官中的能量物質儲備。

3 深海護珠

五、龍形功功法介紹

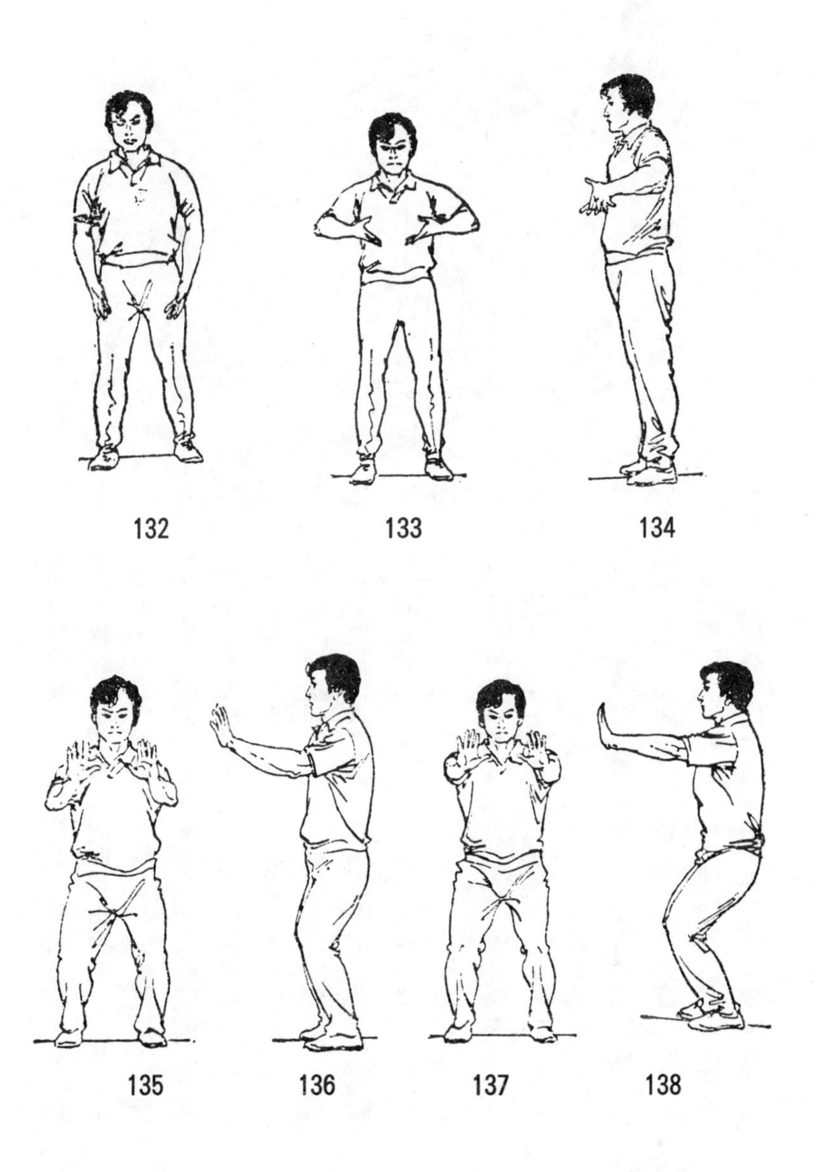

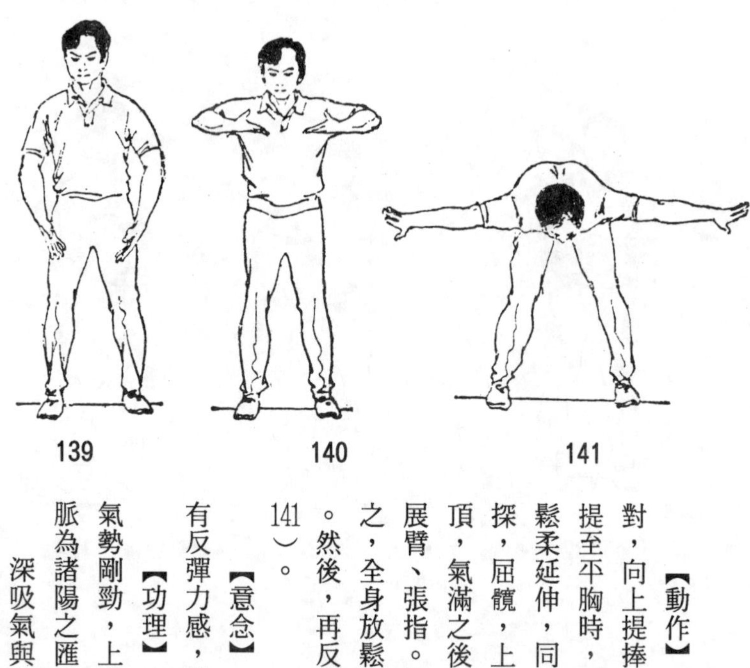

139　140　141

【動作】　兩足開立馬步式。雙臂微屈，掌心相對，向上提捧，如托光球，同時用鼻吸氣，當雙手掌提至平胸時，兩掌內旋外翻、向左右平直側推，手臂鬆柔延伸，同時輕輕呼氣。接著身體緩緩向前下方伸探，屈髖，上體前俯達最大程度，同時吸氣，舌尖上頂，氣滿之後，屏息片刻，全身發勁，抬頭、挺胸、展臂、張指。緩緩呼氣，舌尖放鬆，口內有津徐徐咽之，全身放鬆緩緩直立，四肢如海浪中水草自然浪動。然後，再反覆行功，至咽津三至五次（圖139、140、141）。

【意念】　意念雙手推阻波浪，推出後雙手之下有反彈力感，雙手常有脹麻之感。

【功理】　此功式，通達肝腎。要求筋骨鬆柔，氣勢剛勁，上體充分放鬆前俯，可牽張背部陽經，督脈為諸陽之匯，持續牽張之後，使陽氣充達於陰體。

深吸氣與吸氣後屏息，可加大胸腔內壓力，使肺循環中氧壓增高，增大血液中氧含量。故能使人精神

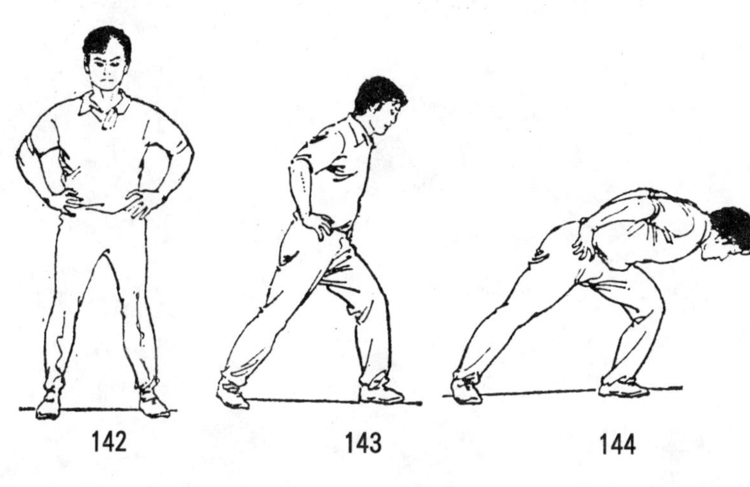

142　143　144

振奮，體力旺盛。

4 龍虎朝陽

【動作】 雙足大開立，大於肩寬，雙手叉腰。雙拇指壓於腎兪穴上，全身放鬆，調整呼吸三至五次（圖142）。

身體先向左側轉九十度，呈左側弓箭步，軀體緩緩前俯，頭向前下方伸探，軀幹緊靠左大腿，用口輕勻呼氣，如吹散流雲。

屏息。然後軀幹直起，身體向後伸仰，雙肘盡力向後方收，全身繃勁，抬頭雙目緊閉，舌尖微力上頂，全身放鬆，上體抬起，然後還原為正立式，舌尖放鬆，有津液則下咽入腹，自然調節呼吸，自上而下蠕動柔體放鬆。

按上述動作程序做另一側弓箭步練習，如此左右各練三至五次（圖143—150）。

【意念】 感念身體從海浪中向外探身，頭尾相互接近，有牽引力感。雙肘向後張收時，有側向擠壓

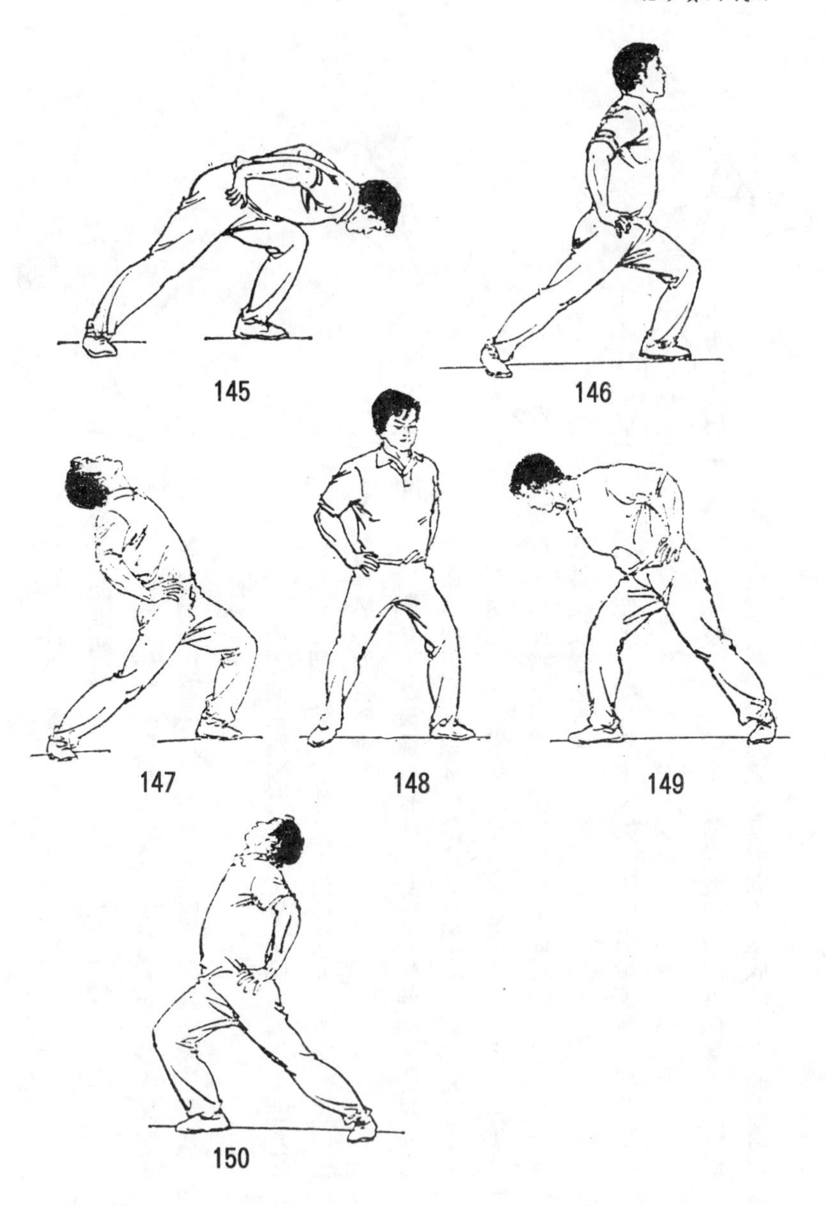

145 146

147 148 149

150

力感。

【功理】 兩向發力，能調節肝、肺二經。左右弓箭步能夠鍛鍊下肢筋肉。上體俯仰，腰部腿部筋肉充分牽拉，弛張交替，剛柔相間，全身氣血可充分運達筋經。

呼氣屏息發勁時，因肢體肌肉緊張、局部壓力增大，可影響心臟，從而增強心功能。

5 反折勾爪

【動作】 站立同預備式。雙手掌心向後方，屈臂勾手屈腕，吸氣時向後直臂抬舉直到最大程度，同時雙跟部提起，前足掌支撐。舌尖微力上頂，意念手指尖有珠捧出，肩臂酸脹牽緊，再屏息到最大程度。

用口輕輕呼氣，舌尖鬆落，咽津入腹，雙臂下落時，足跟落地，恢復自然站立。

全身放鬆，呼氣自然，自上而下波浪蠕動三至五次。反覆行動三至五次，咽津一至三次。

【意念】 感念雙手指上托起光珠，雙跟提起，足尖墊起，如波浪之中升騰、向上。

【功理】 本功式，要求充分牽張臂及小腿，調動小肌肉群。屈腕勾手，提踵均充分牽張各肌肉群，增大了肌肉彈性，配合呼吸的屏息，可促進肢體中氣血循環。

6 海底插針

站立式同預備式。雙手由下往上提捧平托與胸齊平，均勻吸氣。雙掌向兩側平推立掌式同時輕勻呼氣。

雙手掌上翹，盡力背伸，全身發勁，鼻吸氣，雙臂如推在岩間縫隙中，舌尖微力上頂。

然後用口呼氣，全身放鬆，軀體自上而下波浪柔動。雙臂向兩側向上舉，手掌向天，手指指尖相對，如托天之式，同時全身用勁發力（圖151—153）。

雙臂經前向下落，同時軀體呈前下俯式，屈髖、直膝，雙手掌掌心在足尖部撐地，同時呼氣，軀幹、肘部盡力靠近膝部，身體上下折疊（圖154、155）。

緩緩直立，雙臂及全身放鬆，輕輕吹氣回覆到預備式，調整呼吸二至三次。反覆練習三至五次。咽津一至三次（圖151—155）。

【意念】 雙手托天式時，感念在手掌心上光團匯聚，且有壓力之感。雙手掌心落地時，感念手足之下光團深入地下。

【功理】 本功式充分引伸肩臂，擴張胸部，加強肺部功能。雙腿伸展，能牽張各屈肌群，因而增長腰腿肌肉的活動幅度。意念光團上下引伸，使天陽、地陰之氣匯聚，溶合於一體。

7 立柱盤沙

【動作】 雙腿併立，雙足靠攏，雙足面繃平，屈髖，屈膝跪地，然後臀部坐於雙足跟上。雙臂伸直置於雙膝前側方，掌根向前，手指向後，反掌支撐。全身放鬆、調運呼吸三至五次（圖156）。

吸氣時，身體重心前移，手臂用力支撐，腿足各部放鬆，舌尖微力上頂，抬頭，感念身體在海沙之中。

五、龍形功功法介紹

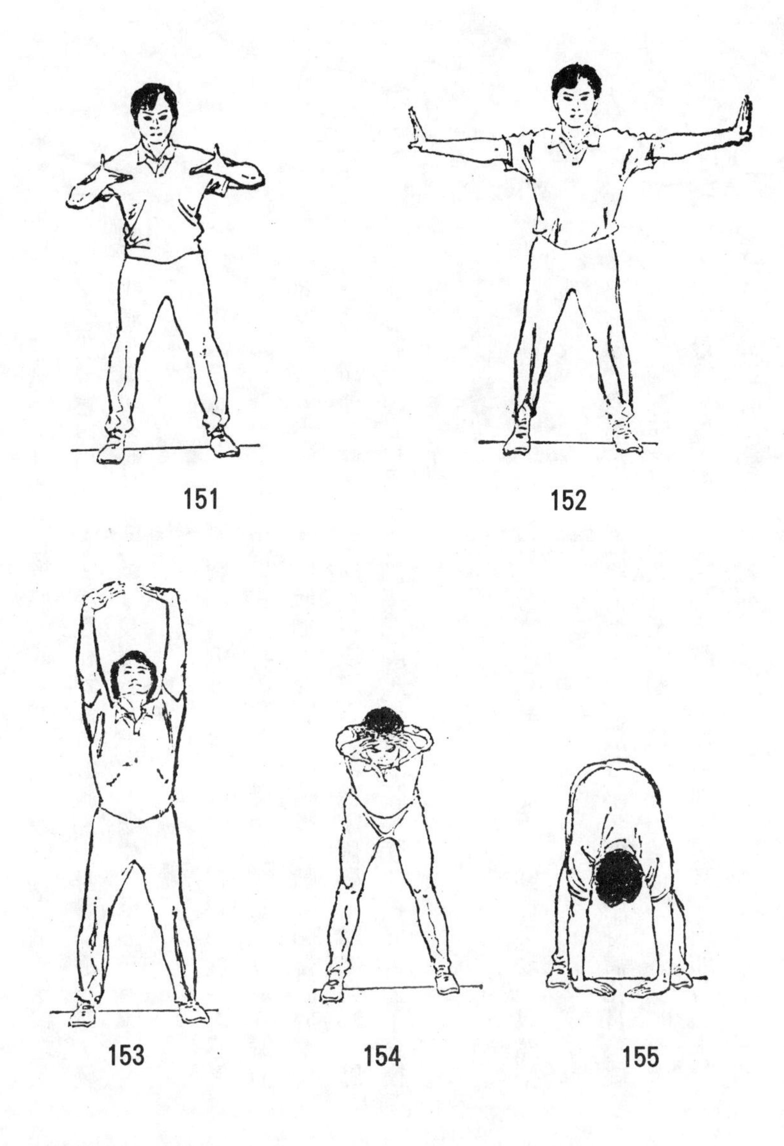

151 152

153 154 155

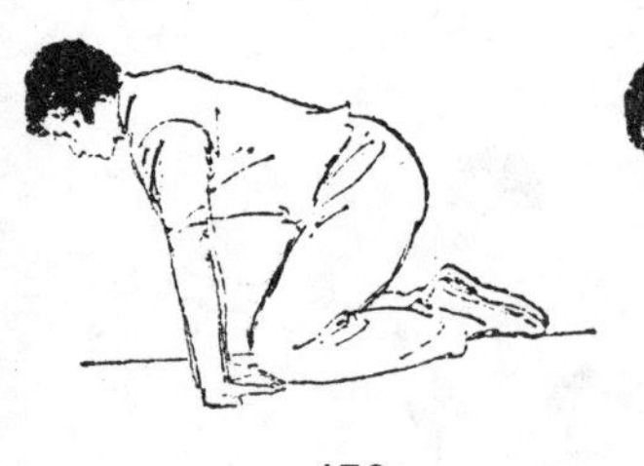
156

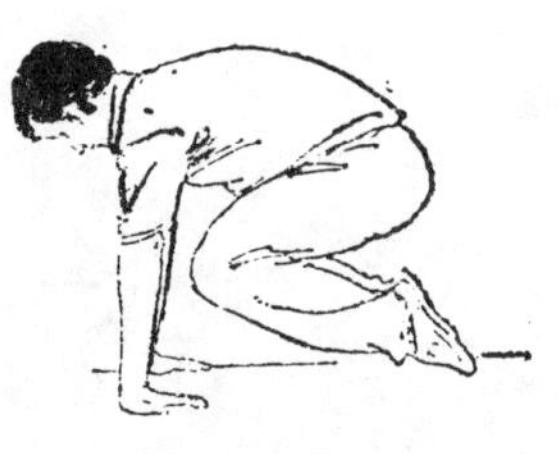
157

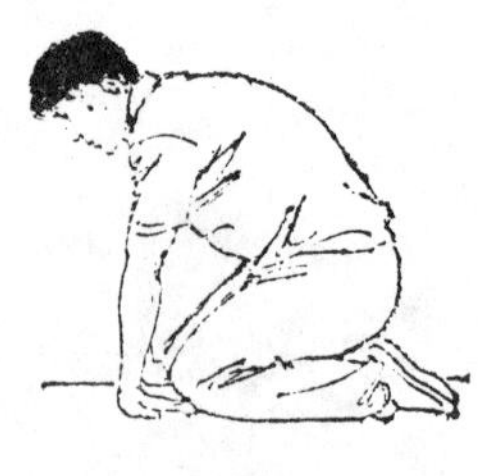
158

呼氣時，身體重心後移，雙手臂放鬆，軀幹直立坐於足跟之上，舌尖放鬆，引津下咽，小腿和踝部有酸脹感。身體前移呼氣，後坐時吸氣，全身放鬆柔動，反覆五至十次，咽津二至三次（圖157、158）。

【意念】　感念身軀四周流沙匯聚，同時，有壓力推拉之感。

【功理】　本功用坐式，身體鬆柔，雙手腕關節，雙足踝關節經牽張後，小肌肉群彈性增加。身體重心前後移動，交替置於手足之間。可使各筋肉循環狀況得以改善。手腕掌側屬三陰，通心、肺、心胞三經；足踝部背側屬三陽，與胃、膽、膀胱相通，上下交換有調節陰陽的作用。

8　龍形蠕動

【動作】　兩足自然分立，全身自上而下，圓環柔動，自然平穩呼吸。

感念身體沉浸在溫熱海浪中，海浪飄蕩，運動中身體化實為虛，有輕飄舒適之感。如此五至十遍（圖159—161）。

最後，雙手對搓至掌心發熱，然後浴面、搓耳、梳頭各二十遍，頓時耳目一新，身輕體暢。

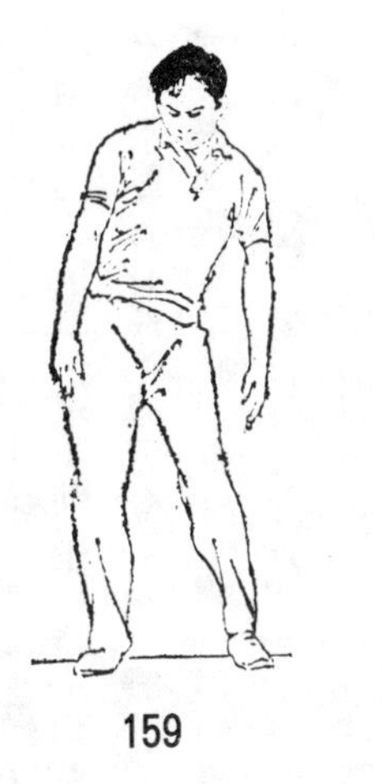
159

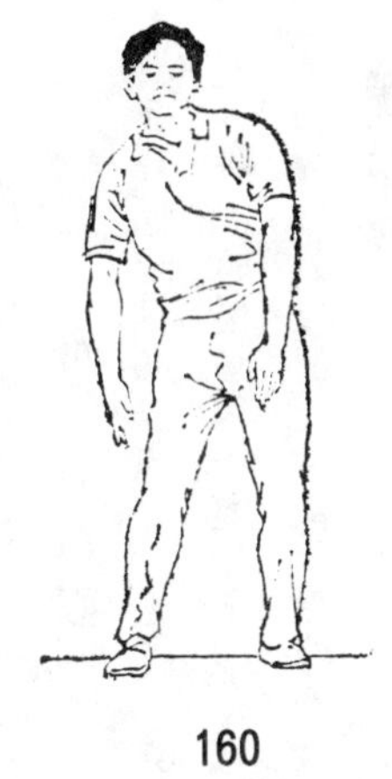
160

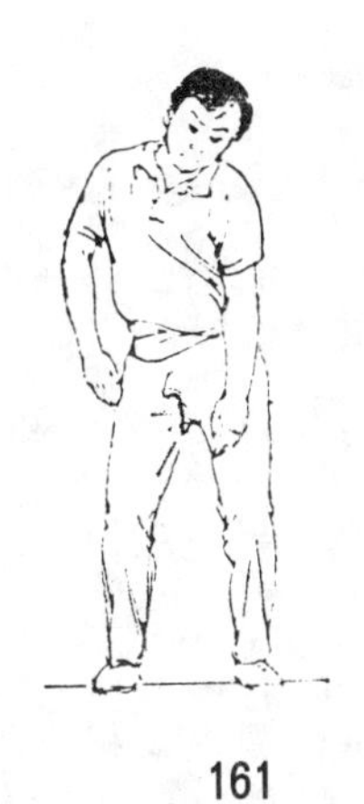
161

【功理】　本功協調內外，統一身心，鬆柔軀體，舒逸神意。可消除精神緊張，因柔主化生，剛從柔生，實從虛而化。剛柔相間，能使人體機能處於最佳狀態。

㈥龍形太極功

龍形太極功，依照龍、蛇身形特點，將太極、八卦、形意與臨床導引行氣法結合一體。

【功理】　本功柔、圓、鬆、活、軟，連綿不斷。形體、神意、氣息緊密配合，動靜有序，剛柔相濟，升降開合，進退轉側，吐納導引，均具生機，因而對人體有良好健身作用。本功可內調五臟六腑，外養四肢百骸，其治病療疾之效廣泛、明顯。

1　興潮起勢

【動作】　兩足站立與肩同寬，頭項端正，身體自然。雙掌由體側經腹前由下往上緩慢提捧，指尖相對，掌心向上，雙肘在胸前平屈，手掌上移與胸齊平，雙臂微向外平展。同時，輕輕吸氣，全身輕微前後浪動。然後雙掌翻掌，掌心向下，並逐漸由中向下按壓，至腹前平臍時，兩臂漸向外分展至與膝同寬，同時呼氣。同時，全身自然輕輕浪動，身體重心逐漸下降，雙膝逐漸向前彎曲。然後兩臂外旋，指尖轉向朝外，漸漸翻掌呈陽掌式（掌心向上），雙臂再由外向內、向上捧提，重心上升，雙膝伸直。單練五十至一百次。組合練習時三至五次。

雙手向上提捧時吸氣，雙掌下按時呼氣。

【意念】 吸氣雙手呈陽掌式，雙掌上感覺如托起一個發光圓球，隨球上升和雙掌上移，胸前升起一股熱浪，上托光團，其狀如球，上連藍天，同時雙手掌上有溫熱、沉甸和飄浮感覺。呼氣時呈陰掌，雙掌下按時感覺如發光圓柱，下壓時有回彈感覺。雙手向下、向外分展，有光柱入地感覺。同時雙掌有反彈、飄浮、溫熱感，且漸漸透浸雙臂、全身。

2 平波飄移

【動作】 雙足站立同上式。兩掌下翻呈陰掌（掌心向下），上提與乳根平齊，指尖相對。重心移於右腿，左足向左側移半步，身體重心回移至左腿，以右足跟為軸，足尖外擺，重心再逐漸右移，身體右轉，右膝微屈，左腿伸直呈弓箭步。同時，兩手徐徐向右側方推移，左手屈肘平胸，右手漸漸向右側直伸，兩手食指指向右側方，兩肘下沉，眼向右前方極目遠眺，同時用嘴呼氣。然後，重心漸漸左移，以右足足跟為軸，足尖內扣（這樣變換步型顯得輕鬆、圓活、軟緩。後文的步型變化均仿效於此），左足尖外擺，重心左移，以腰為軸，身體左轉，左腿屈膝，右腿蹬地用力呈左箭步。同時，兩臂由右側回拉，屈臂橫置於體前，指尖相對，同時吸氣，隨重心左移，雙臂徐徐左移，右肘平屈於左胸前，左手直臂向左前方伸指，眼向左側遠眺。然後再做反向運動同時呼氣。單練可反覆五十次，配合時反覆三至五次。

【意念】　吸氣時似感兩掌有吸附之力，繼而兩掌下翻，光團游動在胸前掌下。隨身體左右側轉時，光球變為二組光束，隨雙掌指向，向遠方射出，與遠眺之點連成一線。左右推拉時，雙臂及上體有引拉力感。練功時，意感置身於寬闊大海中，溫熱或清涼海水沐浴其身，雙臂猶如兩條游龍，在海浪上左右飄移，時感到飄浮之力，搖拽身軀，浮動雙臂。

3 旋流飄移

【動作】　接上勢，重心移於兩腿之間，身體轉至正前方，兩足尖正對前方，呈平行站立，雙膝微屈，呈馬步勢。同時，以腰轉動而帶動兩掌由右向前、向左划平圓。雙手推出時呼氣，腰胯則往左，經前、後至右前繞圓一周，帶動上體及雙臂繞圓一周（依次反方向交替划圓）。當雙臂從左前回收時，同時吸氣，雙掌心向下，前臂與上臂呈弧形環抱狀。此功始終以腰胯為中心，由右向前，向左向後做水平橢圓運動，帶動雙臂水平划圓。雙臂與軀體相對運動。全身柔和浪動，盡力放鬆，練三至五次。單獨練習可達五十次。

【意念】　收聚光束成光團，光團匯聚在手掌下，隨海浪衝擊，呈旋轉流動之勢。人與光團渾然一體，人體似乎隨光團柔動，波浪流轉。

4 右側龍含珠

【動作】 腰胯向右側柔動，重心落於右腿，左足並步靠於右足內側，足掌輕點地面，雙膝微前彎。同時，左手由左側下繞經腹前變陽掌平移至右胯旁，右臂屈肘經胸前平移至右前方手心向下，上與肩等高。兩掌上下相對（參看圖162）呈抱球狀。兩掌相向，猶如浪動狀，雙掌做壓與合動作，同時呼氣（指外翹，呈喇叭狀）身體呈蛇形蠕動，雙臂以肩為起點，肩、肘、腕呈依次波浪柔動。此後，兩掌同時上下拉開，右掌上提略高於肩，左掌下拉略低於腹，掌指內扣，呈反喇叭狀，同時輕輕吸氣。

雙手上下一拉一合為一次，反覆二至三次。拉壓時，腰胯隨之浪動。

【意念】 意念集於手下光球，吸氣和兩掌拉開時，有兩股「氣」進入兩掌，沿兩臂徐徐流動，如蟻行，雙掌有如生吸附之力。同時，吸附力隨兩掌拉開而增強，雙掌溫熱感愈加明顯，由掌漸透至肘、臂，遍及全身。感念人體漸至消亡，雙臂化作龍身，雙掌如龍口，龍口張開光球吸入，光球帶著氣浪給身體一衝擊力，上體輕浪衝擊後仰之態。隨呼氣，雙掌壓合時，掌間有排斥力，此時，光球帶著氣浪外衝，上體呈浪蕩前俯之態。

5 定步浪擺

【動作】 左足向左後撤步，身體重心左移，並向左後轉體，右足尖略內扣，左足尖略外擺，呈外八字站立。左膝屈曲，右腿伸直，雙臂呈抱球狀並順勢向下擺移，同時呼氣，經腹前下方向左上擺至左側，左掌與肩同高。右掌停於左掌之左置下腹前，在左側，雙掌如抱球狀，同時吸氣。然後，雙足不動，重心漸漸向右移動，上體右後轉動，右膝微屈，左膝直伸。雙臂從左側下擺經腹前下方，上擺至右側，同時呼氣。在右側雙掌呈抱球狀。右掌與肩同高，左掌停於右掌下，同時吸氣。此功雙臂左、右、上、下擺動時，上體轉動及重心起落要協調一致。肩、肘、腕要鬆軟，尤其雙腕要靈活，雙臂向下擺動時，雙肘有下沈之勢，雙掌上翹。上擺定勢時，雙肘略下沈，雙掌略下壓。雙臂擺至兩側時，雙掌上下要保持在同一平面，如此反覆二至三次。

【意念】　右側抱球，雙掌下有光球感。吸氣時雙掌有吸引力，此力與光球對雙掌心排斥力相等，方向相反。感念海浪衝擊光球，雙掌左右擺動時，光球隨海浪波動，帶動全身柔動。光球浪動時，上體和雙臂有明顯吸引和排斥力感。此時，雙掌有熱、麻、脹等感覺。

6 合珠轉搖

【動作】　兩足站立略寬於肩，重心移於兩腿之間，左、右足尖裡扣，均正對前方。同時，兩肘略內收，右手與肩同高，左手平胸腹之間，雙掌上下相對，形如抱球狀。身體以腰為軸，做水平划圓運動，帶動雙臂從右方經胸前，至左側並向後划圓弧，身體重心亦右移，上體右後弧形繞動至右側。始終以腰為軸心，帶動雙臂從右、前、左、後再繞至右側，水平橢圓運動，雙掌、雙臂略有弧形位移。轉動過程中，雙掌掌心始終相對。雙掌從右經前往左繞弧運動時呼氣。從左經後、右前繞弧運動時吸氣。反覆二至三次。

【意念】　光球在波浪中，漸漸沿水平橢圓形弧旋轉。吸氣時，光球與氣浪對雙掌產生旋轉推力。呼氣時，對雙掌產生旋轉拉力。同時，雙掌溫熱感逐漸浸透雙臂。下肢似乎沐浴在溫熱海水之中，由上而下，全身有溫煦、舒適之感。

7 左右涮珠

【動作】重心移向左側，身體左轉九十度，右足尖裡扣，左足尖外擺，漸呈左弓箭步，雙臂順勢向前、向左弧形移於左側，右掌在上，與肩等高，左掌在下，位於腹前齊平，雙肘彎屈，掌心相對，如抱球狀。

重心漸落於左腿，右足跟離地，提膝跟步落於左足內側，足掌虛點地面，雙膝微屈曲呈並步站立。同時，以腰為軸，帶動雙掌從左經胸前向右、向前、向水平繞圓一圈。然後，右足向左上前半步，重心漸至前移，呈右弓箭步。同時，以腰為軸，帶動雙掌從左至右、前，沿水平繞圓一圈。重心漸漸後移，隨之上體後轉體一八〇度，呈左弓步。雙掌位置不變，仍保持抱球狀，隨身體同時轉向另一側。

向東邁步時，跟步時吸氣，上步後呼氣。向西邁步時，跟步呼氣，上步吸氣。

【意念】該勢與「合珠轉搖」完全一致。不過，此節在行功時，用腰帶動上肢，腰部承受力感要強些。光球導引雙掌水平划圓，雙臂相對稍多些。光球對身體產生旋轉拉力，而後產生旋轉推力。左右運動時有明顯波動力。肢體有明顯晃動感。

8 跟步浪擺

【動作】接右側龍含珠，然後，左足向左後「正西方」撤步，身體重心逐漸左後移，

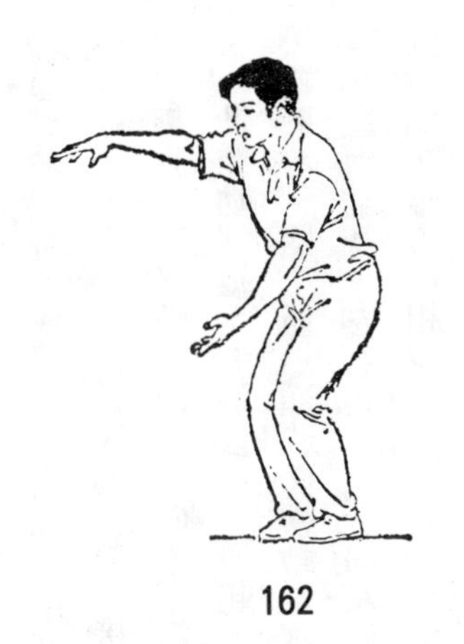
162

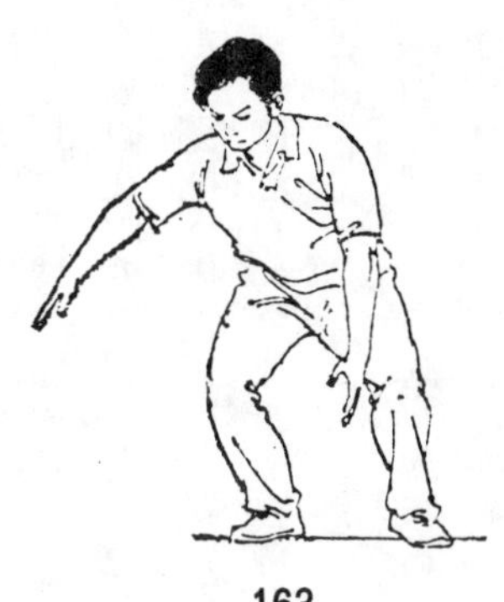
163

上體向左後方轉體，右足提起，向左足內側併靠，足掌虛點地面呈並步站立式，雙膝微屈。同時，雙臂順勢下擺，經腹前，向上擺至左側。左肘屈臂，與左肩等高。右掌與左腹平，雙掌上下相對，形如抱球，上下壓合、開拉各二次。然後，再用同法，向右換步，右足支撐，左足點地，右側方並步站立，搖體浪動，壓拉抱球，左右各作一次。

【意念】 意念和呼吸與第四節右側龍含珠相同。

9 左側龍含珠

同第四勢右側龍含珠。

10 雲海翻身

【動作】 接右側龍含珠勢，提左足，向左後撤步，足尖盡量外擺，足跟下落著地，隨重心前移漸至全掌著地，足尖左後擺轉，左足跟緩緩離地，隨重心繼續前移以足掌為軸，雙臂抱球隨上體轉動從右側經腹前下方翻轉，向上繞半圓（圖162、163），轉至左側時，左掌在上與下頜等高，右掌在下，掌指均朝前（圖164），身體繼續轉體上翻（圖165），再從胸前向上，經頭頂上翻掌，此時身體基本直立（圖166），雙臂舉在頭上，仍保持龍含珠的姿勢，接著，左足漸漸提膝而起，向後倒插一步，身體向左後方往下轉動，雙臂隨之向左、向下繞經腹前下，成左側龍含珠勢（圖166—168）。

此節功法從「右側含珠」勢起，至「左側含珠」勢，如同雙手在胸前抱一個巨大球，以腰為圓心，隨上體沿額狀面轉動三六〇度一周圈。

雲海翻身，左右各二次。向左側翻轉時，左足撤步至右足提靠並於左足之側，動作程序同右側，唯方向相反。

雙臂向上環繞時吸氣，向下環繞時呼氣。動作過程參看圖162—168。

【意念】浩瀚大海，微風吹拂，海水化霧氣上升，海浪此起彼落。天空白雲繚繞，漫無邊際。巨大光球，隨海霧上升。雙臂似游龍，追逐光團，在海浪之中起落上下，隨波浪蕩。光團吸附在兩臂之間，光團帶動軀體上升，如騰雲於雲海之中。呼氣時光團下降，又若滾動在浪裏濤間。向上繞時，雙臂有向上牽引之力感，全身飄浮感油然而生。向下繞環時，若地下有牽拉之力，全身如墜雲霧之中。

11 吞吐晃海

【動作】接右側龍含珠式，左足向左橫開一步，足尖著地，重心漸移至左足。上體左轉，右足尖裡扣，左足尖外擺，雙膝微屈，同時，雙臂保持抱球狀（含珠勢）隨上體轉向左側，呈馬步姿勢。右掌經胸前平移至右側，左掌左平移，邊移邊落掌，掌心向下，兩臂自然

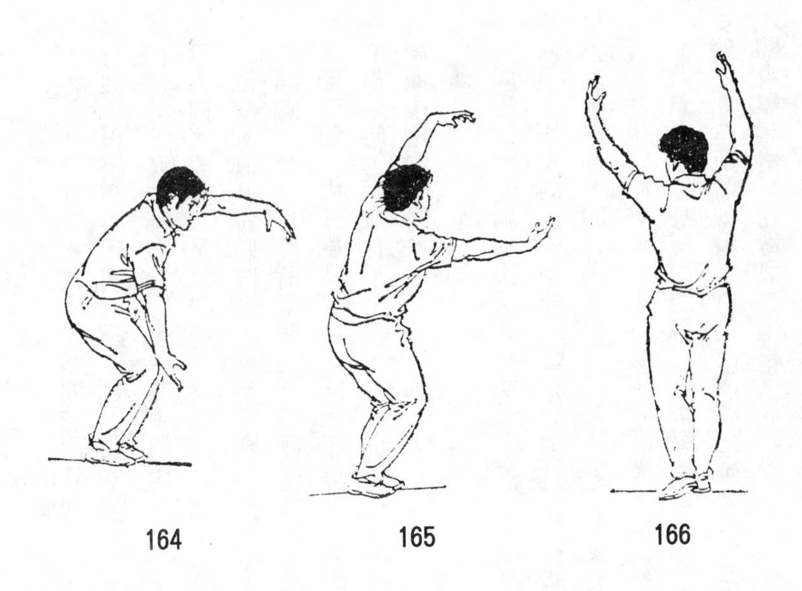

164　165　166

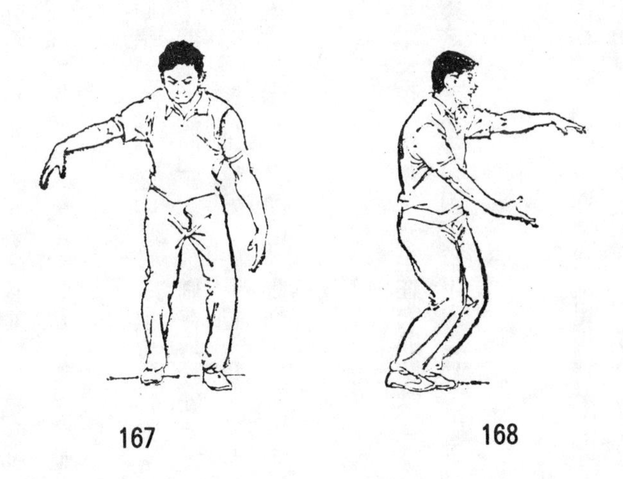

167　168

呈左右側平舉式。繼後，兩掌同時由外向前、向內、向後、向外，在體兩側划圓弧，後向兩側分展，再至側平舉式（與腹等高）。雙掌在兩側划圓時，軀體隨之前後波浪柔動。雙手向前伸探時，腰胯部向後弓起，雙手向後回拉時，腰胯部向前挺突。即雙手划圓動作與腰胯動作反方向，柔動二至三次。

兩掌划圓回拉時呼氣，兩掌向兩側伸展側平舉式時吸氣。練習之中呼吸多呈短快狀態。

【意念】　身體前兩個光團隨海浪起伏蕩漾，上下飄動。體前左、右兩側有兩股旋流，將光團向前，內外旋動，雙掌隨光團運動。光團對胸腹部好像有衝擊力，使上體後仰。光團向前旋動時，兩掌有牽引力，兩臂自然外展平伸。旋流帶動光團，光團帶動雙掌、身體，進行周而復始的柔動。

12　雙龍得珠

【動作】　馬步式站立。雙足跟緩緩上提離地，足掌支撐，稍停，雙手在胸前翻掌，掌心向上，雙手向兩側平伸。隨重心上升，雙臂略呈托提之式。然後足跟下落用力震動，由下至上震動全身，同時，從肩、肘至腕呈波浪式柔動。

此功提跟時吸氣，下落震足時呼氣，或自然呼吸。

【意念】　身體如浸浴在清澈海水之中，一種溫熱（或清涼）舒適感覺從足至腿至胸。雙臂下如有清波細浪，有沉沒漂浮之感。整個身體似乎隨浪運行，柔和、自然。雙臂如游龍，隨身體起落，在海浪之中起伏浪蕩。

13 浪淘珠

【動作】　兩足站立略寬於肩，呈馬步式。雙肘徐徐下沉，肩部帶動肘、掌浪動，身體重心緩緩移至左腿，兩臂向側方伸展，呈水平浪動狀，兩掌如托物狀。眼隨重心左移向左側方遠眺。然後，重心漸向右移，同時雙肘下沉，帶動兩掌下降，雙掌仍如托珠狀，向上飄托。眼隨重心右移而向右側方遠眺。重心移於雙腿之間後，雙臂隨之一伸一屈，如隨浪擺動。左右如浪淘珠各做三次。

雙臂向側方伸展時呼氣，雙臂回拉時吸氣。動作與呼吸配合。

【意念】　雙臂隨波上下浪動，隨流飄移，猶如兩條嬉戲之游龍。在波浪飄動中時隱時現。雙臂手掌有沉甸之感，猶如得珠，有安靜自然、悠然之感。上下浪動時，手臂之下如有海浪托拉力感。

14 左右穿梭

【動作】　接上式，站立，隨後向右後轉體一八〇度，以雙足掌為軸，雙足前足掌著地，足跟提起，雙腿徐徐下蹲成右後歇步。身體向右後轉體，左手由左向右平移經胸前向右側方引伸，右手經左掌下屈肘回抽，呈水平移動抱圓之式。雙手掌心相對，然後，左掌下移掌心向上，右掌由下向上提，掌心向下，雙掌上下相對，如抱球狀。身體重心漸至右足，同時重心逐升，提左膝，小腿由屈而伸，向前慢慢伸蹬。繼後，左足慢慢下落，足尖外擺，邊著地身體邊向左轉成正面，雙手似抱球隨之滾轉；雙腿徐徐下蹲，再還原後歇步；然後再徐徐站起，抬起右腿，伸膝（圖169—179）。左右後歇步反覆練習，方法相同，唯方向相反。練功過程中，右掌推出時呼氣，回拉時吸氣。身體下蹲時呼氣，直立時吸氣。

【意念】 抱在雙掌上的光球在胸前聚合，隨呼氣和右掌前推，掌中似有排斥力，推動光球前行。此時，好似海水旋轉流動，也將光球向左（右）推送，身軀如在旋流之中，身體隨浮動之力自然翻轉。隨呼吸和掌回縮，掌心似乎有吸附力，吸引光球墜入掌上，有溫熱、沉甸感覺。吸氣後，光球似有反彈力，隨呼氣和海水反向流轉。

15 托珠晃海

【動作】 雙足分立，雙膝前屈呈半馬步式。兩掌下移，掌心向上，若托光球，略高於腰部。雙掌同時由兩側向前、向內、向後沿水平面划圓，雙掌划圓同時，軀體前後波浪柔動，手臂向側方伸展時，腰胯向後浪動，手臂回拉時，腰胯向前浪動。如此，連續三至五次。然後，恢復預備勢，接下一動作。

雙掌向前、向後回拉划圓時吸氣，左右分展，引伸時呼氣。

【意念】 好像左右掌上均有光球，海水形成兩股旋流，帶動著光球繞做水平面的圓周運動。兩光球由前向後運動時，好像帶動氣浪衝擊腹部，頓感熱浪（或涼浪）推動，並浸沉腰腹，逐漸擴散，上達頭部，下至雙足。光球向外、向前流轉，則給軀體拉力，上體隨之前俯之態。

此勢與前「呑吐晃海」相似。但掌式、呼吸與承受力感與上式相反。

五、龍形功功法介紹

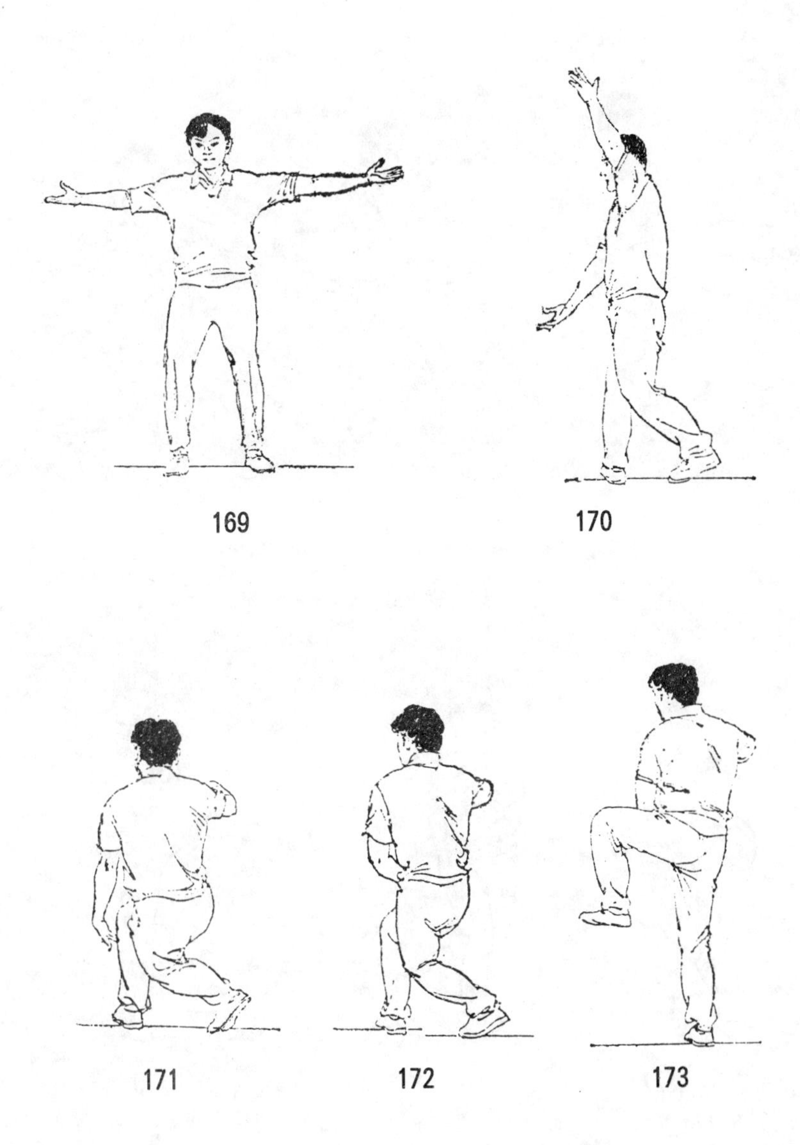

169 170

171 172 173

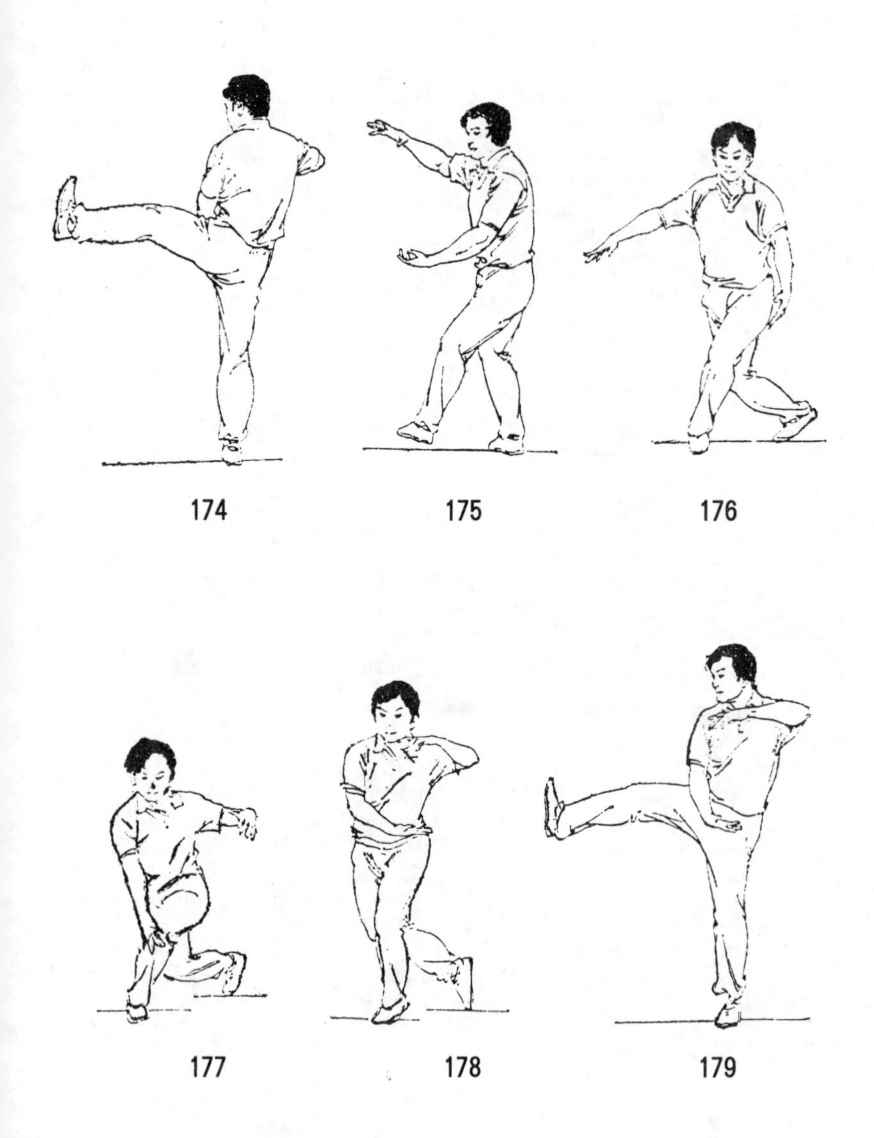
174
175
176
177
178
179

16 游龍雙回

【動作】 此功先為定步回龍式，後為撤步回龍式。

定步回龍式：軀體邊左右旋扭邊柔動，雙足由分立而輕勻滑移至雙足並步站立。身體左側旋扭時，右手臂在腹臍水平面由外前、向內後反時針划圓，手心向上，呈托球之狀。身體右側旋扭時，左手臂在腹臍水平面由外前、向內後順時針划圓，左右各二至三次。一手臂划圓時吸氣，另一手臂划圓時呼氣。

撤步回龍式：軀體仍連續不停左右旋柔，右臂划圓弧回撤的同時，右足向右後撤步，身體向右轉側。右手臂向前伸展划圓同時，左臂回抽划圓，身體向左轉側，左足向左後撤步。如此，左右各撤步二至三次。一側撤步呼氣，另一側撤步時吸氣。

【意念】 右側光球左移與左側光球合為一體，光球在海浪衝擊下，呈平面的「∞」字交連運動。雙臂左右交替如若在海浪中回旋游蕩。起始時，存神於光球從左經右腰向體右後飄移，左掌追之於後，手掌似乎有牽拉之力存在，向右後運動的海浪又有推力。同時，迎著光球運動的右掌，感到衝擊之力，整個身軀向右後傾移之狀。而後，光球向左運移，方向相反，意念同上。

17 單纏抱珠

【動作】 雙臂由外向前呈前平舉式，手心向上如托物之狀。左足支撐，右足提起，大腿抬平（圖180、181），然後向後撤步伸腿呈右撲步，與之同時，右掌由前向內、向後轉腕划

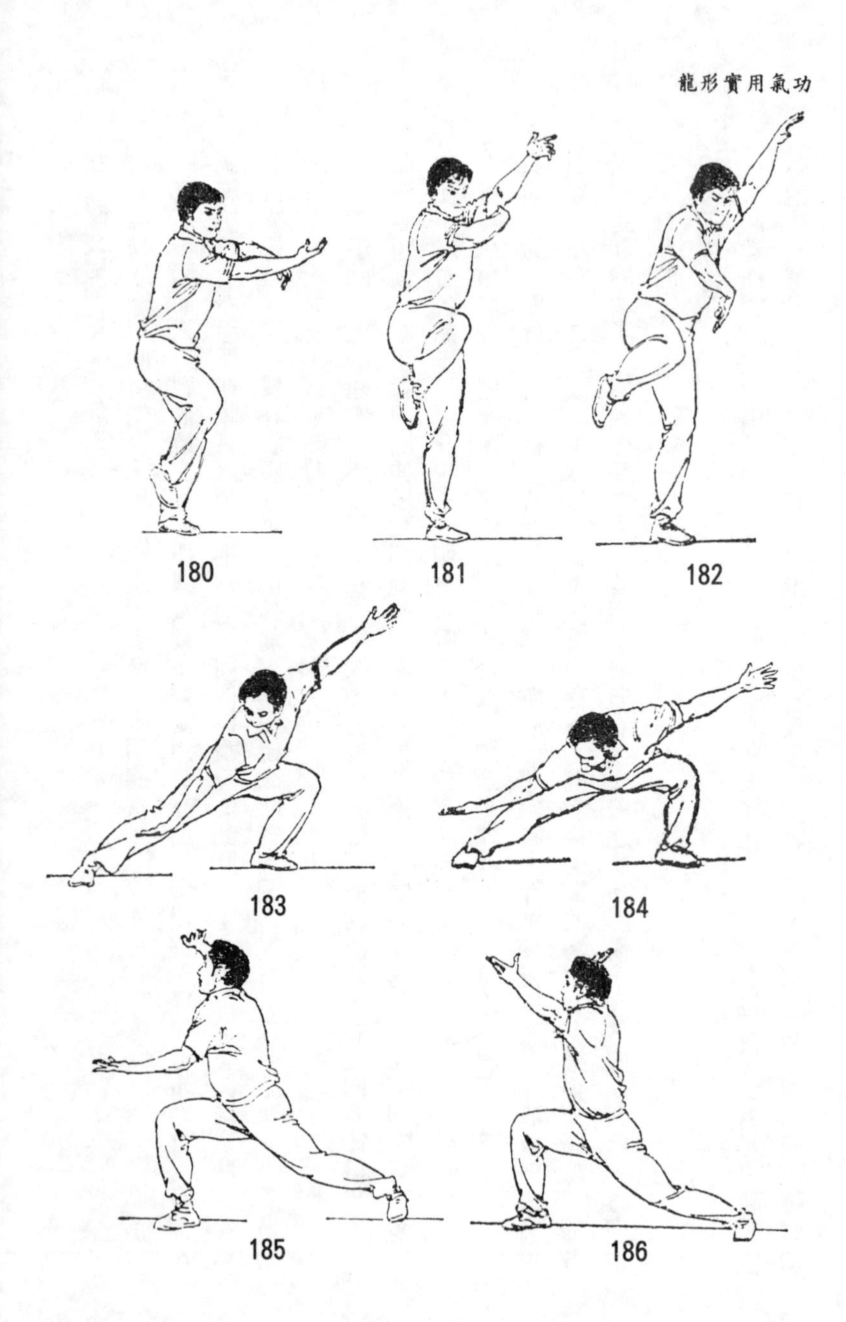
180
181
182
183
184
185
186

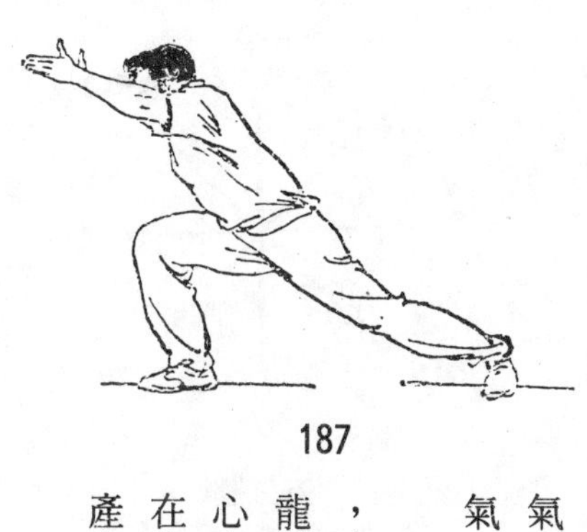

187

圓半圈，成指尖朝下後方沿右腿方向向後穿出，虎口向後外方掌心向上，伸臂與腿平行（圖182、183）。繼後重心移於兩腿之間（圖184），左足尖裡扣，身體向右後轉體約一八〇度。右足尖外擺，左腿直伸，呈右弓步（圖185）。手臂向後引伸，右掌經膝上做反時針螺旋上繞，右臂向外划圓時轉腕，虎口向前旋繞，經頭上方划圓。左臂向後收引，掌心向上與右掌在前方相對（圖186），雙掌同時由前向後、向外分別在兩側沿水平面划圓，同時，重心漸落於偏右腿（圖187）。接著左足收步前靠，與右足相併，雙膝微屈呈半蹲式。然後升高重心，成站立姿勢，再以提左腿，進行另一側，方法同上述動作，唯方向相反。

雙臂前移、轉腕、提足時吸氣。掌向後插，轉體呈弓步時呼氣。手掌螺旋上繞至兩臂側平舉吸氣，並步，雙掌向內划圓時呼氣。

【意念】　兩掌各托光球，帶動雙掌在體前划圓，行至胸腹，光球從腰側沿大腿後移。此時，兩掌好像變為龍頭，雙腿變為龍尾。光球由前向後運移時，腰腹似感一股衝力，追逐光球的掌心有牽引力感。光球由下螺旋上行，猶如沿水柱纏繞上升。身形在水柱上纏綿蠕動，徐徐上行。此刻，光球引力越來越強，氣浪產生推力，身體似有升騰於海空之感。

【註】　單纏抱柱，共有八個方向，順序如方位圖。逢單數

一、三、五、七時，右掌轉腕向後穿插，右腿向後直伸一八○度撤步轉體；反之，則左掌轉腕向後穿插，左腿向後伸直一三五度，撤步轉體。左右轉體，僅第八步左足撤步時，轉體要求回到原來位置。

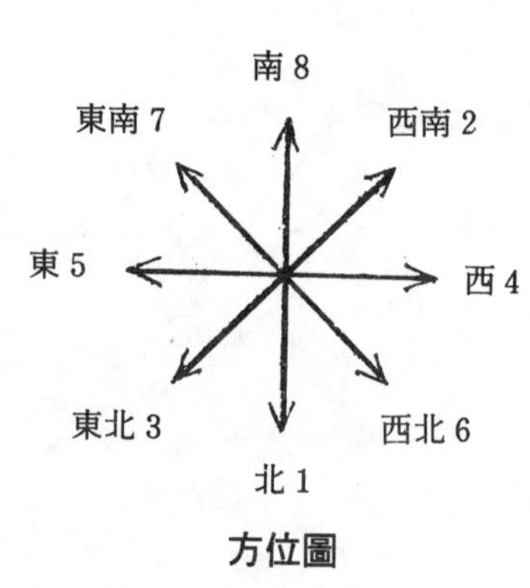

方位圖

18 雙龍分海

【動作】雙足自然分立，軀體慢慢前後浪動，雙掌掌心向上，與腹臍平，同時齊向前伸托。然後向外分展，左手指向左外側，右手指向右外側呈托掌狀划圓。然後，雙膝前屈，同時腹部向前柔動。兩掌繼續在腰兩側沿水平划一平圓後停於體前兩側。雙掌經腰側前移時，雙膝漸至直伸。腹部略後移，恢復預備姿勢。雙掌的划圓與雙膝的升降以及腰腹的前俯、後仰要協調、連貫、柔順。練二至三次。

雙掌向前划圓呼氣，向後划圓弧時吸氣。

【意念】感念胸腹前有游動光球，在海浪衝擊下向前運動。雙龍（雙掌似龍頭）追逐光球，此時，好似在體之兩側形成旋流，光球由一變二，向外、後游動，運行至體前時合為一體。光球前移牽拉龍首，兩股旋流推送腰背，上體隨之前俯。光球分離則雙臂下旋流向外、後流動，海浪迎面而來，上體隨之後仰。

19 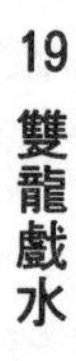雙龍戲水

【動作】　起勢自然站立，向左後轉體一二〇度，重心移於右足，左足提起，向左後弧形外擺小腿，足尖外擺，至全足掌著地。同時，兩掌向前外、後經腰部沿水平面划一圓後，向前、向外側分展。上體微向左後傾斜。重心漸至左足，身體再左後轉體一二〇度。右足提起並向左後弧形內扣足尖，全足掌著地，兩掌再如前法划圓一周。接著左後轉體一二〇度，左足尖外擺，回至原位。左後轉體，左足兩擺，右足一扣，回原位時，右足弧形與左足靠攏並步。雙足擺扣步時，雙手臂划圓，並步後回至預備勢。雙掌向外划圓一圈。然後，右後轉體，右足外擺，左足內扣，與前練法相同，只是方向相反，最後回到預備式。

擺步時呼氣，扣步時吸氣，另外，雙掌划前半圈呼氣，後半圈吸氣。雙手划圓同足的擺、扣要協調。擺、扣之足掌均要全掌著地。身體重心要緩慢過渡，足跟離地後，以足尖為軸，磨轉足跟，待重心全部移至前側腿後，才移動後側的腿。

【意念】　意念在雙足上，雙掌為龍首，定向游動，雙足為龍尾，隨之運行。擺步時，如龍尾卷掃海浪，足外側緣抓起旋流。扣步時，另一龍尾驅逐海浪，在足內側緣掀起旋流。旋流形成海浪拾龍尾旋轉拉力，並伴有溫熱或清涼之感。漸漸由下而上遍及全身。

20　吐霧吞雲

【動作】　雙足站立與肩同寬。重心落於右足，左足向前邁一步，呈左弓箭步，同時，兩掌由兩側，向前直臂穿出，與肩等高，向前伸直，掌心向上，同時呼氣（圖188、189、190）。隨即重心後移，左腿伸蹬，右腿微屈，上體後仰，同時，兩掌由前向外、向後、向內，邊

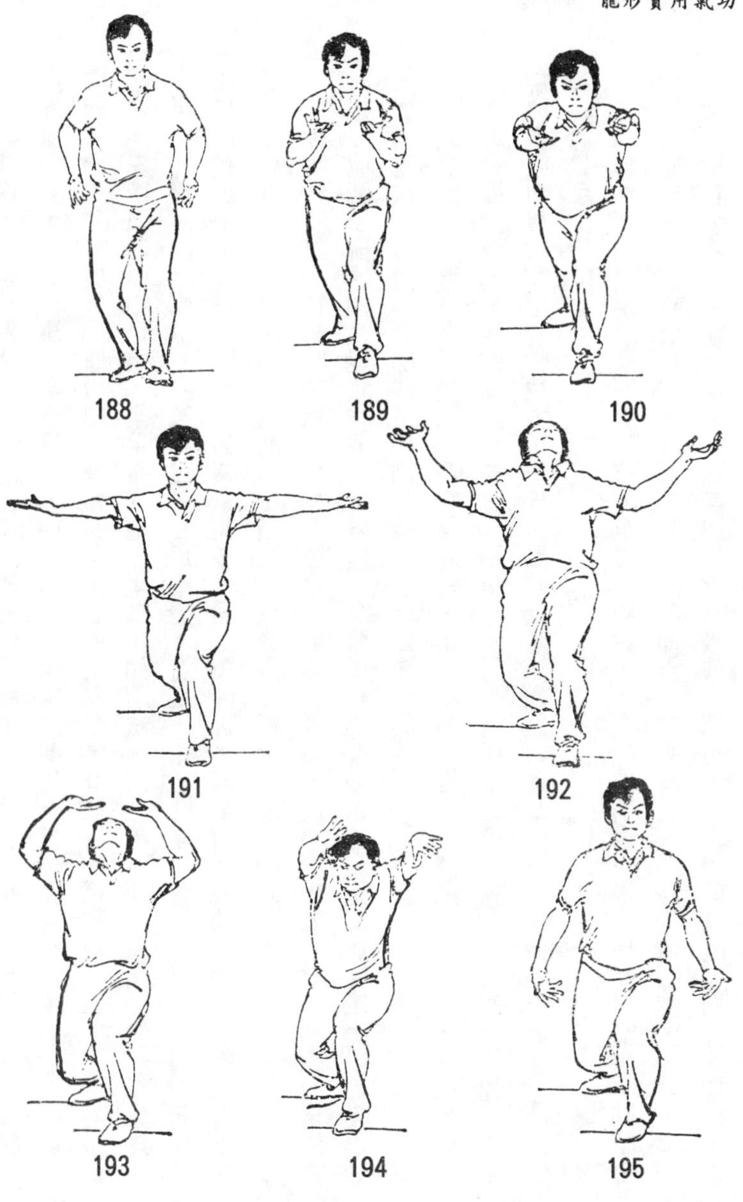
188
189
190
191
192
193
194
195

划弧邊托掌轉腕，屈肘划平圓於耳前方，並下落於腰間。然後兩臂前送伸掌，重心前移，蹬右腿再呈左弓箭步，上體前俯（191—194）。掌心盡量朝上翻轉，接著重心後移，左腿伸直，右膝微屈，上體後仰。同時兩掌向後，內屈肘經腋下繞一半圓，隨重心前移，再呈弓箭步，上體恢復正直姿勢（圖195）。雙掌自腋下前穿，屈臂停於體側。前臂與地面平行運動，後臂與前臂成九十度角。重心落於左腿，右足與左足靠攏併步。同時，雙掌向外、後，經腋下向前划一平圓，屈臂停於體側。雙掌由腋下穿出時，膝伸直。最後回復至預備式，再接右足向前邁步，動作程式完全一樣，僅僅方向相反。共練二次。

雙掌向外划圓時呼氣，身體後仰划後半圓時短促吸氣。反掌划前半圓時呼氣，划後半圓時吸氣，並步，雙掌划前半圓時呼氣，雙膝伸直，雙掌划後半圓時吸氣。

【意念】雙龍從大海中凌空而起，升騰於雲霧之中，朦朧中現出光團，終因濃雲密霧掩合，似現非現。隨呼氣，似從龍口內吐出薄薄海霧，光團漸現於海霧之中。此時，覺雲霧向前流動，腰背有氣浪推掀，光團給胸腹拉力，使上體呈前俯狀。瞬息間，雲霧密合，光團淹沒在雲海之內。隨吸氣，體前濃雲入腹，有呑沒之狀。隨呼氣，體前光團再現，氣浪給胸腹衝擊和浪動感。

21 左右穿插

【動作】兩足分立，與肩同寬，右足向右後撤步，身體向右後轉體約九十度，重心漸移至右腿，左足提起與右足靠攏並步，前足掌著地。同時，右掌向外後，經右腰側向前上划圓一圈，再從向右後弧形移動的左掌之上穿出，停於右前方，左掌經右肘下回抽屈肘至右胸前。右掌與肩同高，如托球狀，雙肘下沉，臂微屈，左肘略前移。眼隨前穿之掌而動，後向指尖方向平視。上體微向右稍偏後傾斜。然後，左足提起向左後撤步，足尖著地，身體向左後轉體，重心左移，全掌著地。右足提起與左足靠攏並步，前足掌著地，雙膝微屈。同時右手隨轉體平移至左前方時，再向左後、右繞一半圓，經左肘下回抽至左胸前。掌右手隨體平繞至體前時，左掌從右肘上方直臂前伸，邊伸邊向左側平繞，停於左前，如托珠之狀。每側方各練二至四次。

手向兩側穿插時呼氣，手向中間回拉時為吸氣。

【意念】　雙龍翻滾於海濤之中，一龍時而蕩游於左，一龍時而蜷擺於右，光球在左右飄游。軀體如處旋流之中，海水忽而左旋，忽而右轉，光球隨波逐流，圍繞軀體飄移。此時，光球對掌心有牽引力，意念集注於前穿伸之掌上。同時，又覺旋流對軀體有推力，對平移之臂也有旋轉推力。

22　單纏珊瑚

【動作】　接上式，上體繞中軸划圓柔動，同時，右手掌心向上如托物狀，右手在右側順時針划圓一周後身體左傾，右臂划至頭上時再向右側下伸直並旋轉，順時針划圓一周至右腰腹部。左手順勢置於右肘之下，掌心向上，隨勢上下滾動，右掌的動作為上下旋轉兩個圓，成「8」字（圖196—203），隨臂的側划圓動作，身體柔動。然後，左足向左後側跨步，同

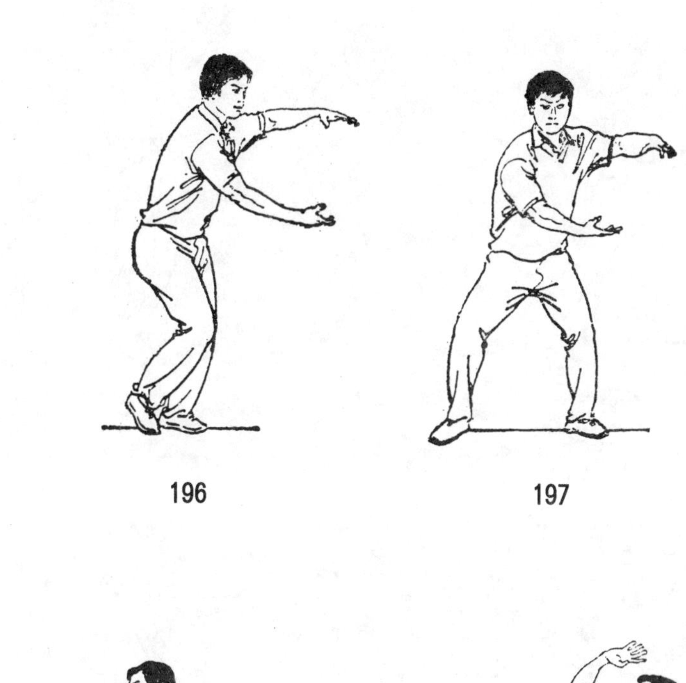

196　　197

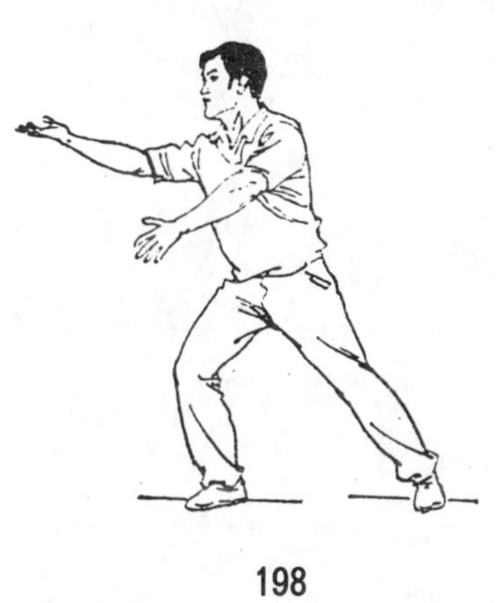

198

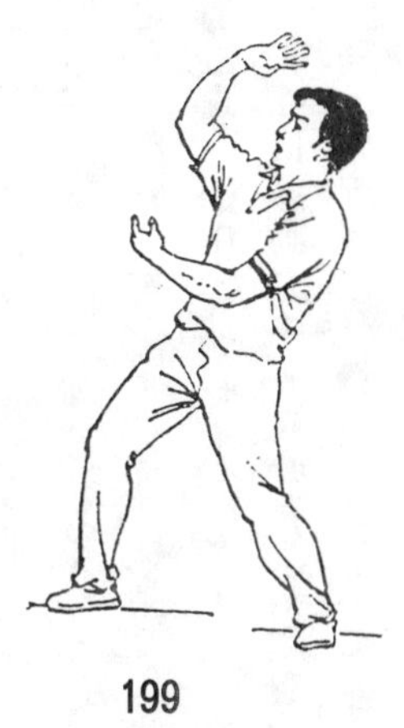

199

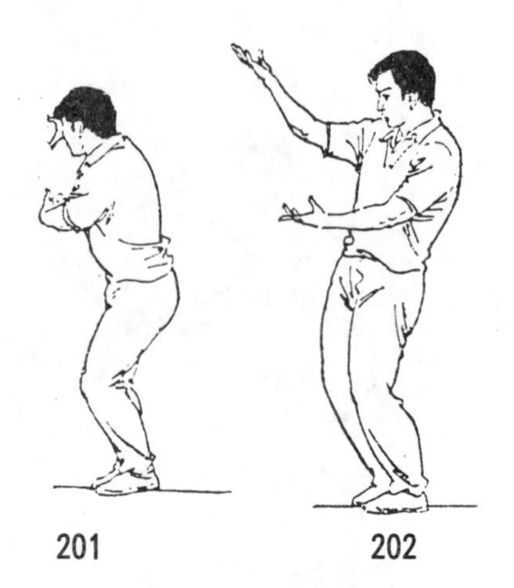
200　201　202

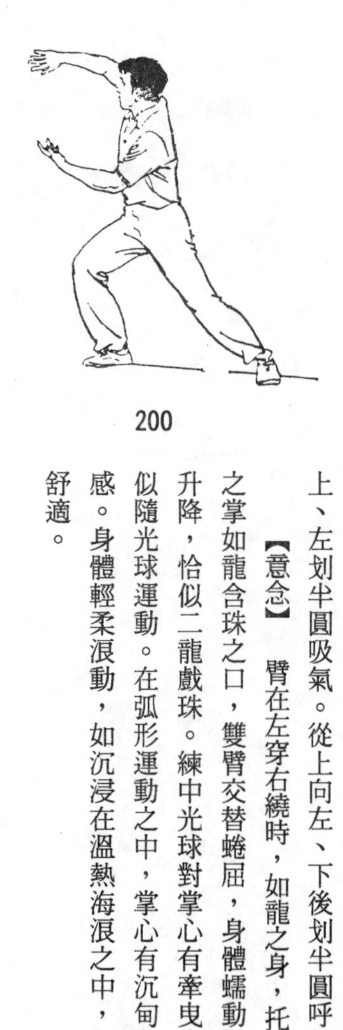
203

樣方法，唯方向相反。

弓步時，手掌側向平移呼氣（圖198）；後仰或轉體時吸氣（圖199、200），掌上繞呼氣。掌從下向後、上、左划半圓吸氣。從上向左、下後划半圓呼氣。

【意念】　臂在左穿右繞時，如龍之身，托「球」之掌如龍含珠之口，雙臂交替蜷屈，身體蠕動，旋繞升降，恰似二龍戲珠。練中光球對掌心有牽曳力，掌似隨光球運動。在弧形運動之中，掌心有沉甸和飄浮感。身體輕柔湏動，如沉浸在溫熱海浪之中，輕盈、舒適。

23 翻江攪海

【動作】右足向右橫開一步，重心漸右移，左足尖裡扣，上體半面右轉呈弓箭步。同時，右掌從左胸前屈肘平移於體前右側，上與肩等高。邊移掌邊向下翻掌，重心右移，左掌從左側翻掌、弧形下抄，經腹前至右胯旁，兩掌相對如抱球狀。然後上體半面左轉，身體重心左移，呈左弓箭步。同時，左掌由下向上經右臂裡側，屈肘向左平移，停於左側，邊移邊向下翻掌，右掌弧形下抄，邊翻掌，邊左繞經腹前至左胯旁。左掌掌心向下，右掌掌心向上，兩掌相對，如抱球狀。如此左右來回翻轉，可做五至十次。

練習中一側呼氣，一側吸氣。

【意念】海浪中，雙龍上下翻滾，左右盤旋，一時躍於水面，一時又鑽入浪中，頃刻間，浪花飛濺，波濤叢生。練此功，存神於體側掌下，光球隨吸氣被吸附在掌上。在此過程中，光球對掌似有拉力。腰腹間有海水流動，衝擊軀體。

24 浪濤滾珠

【動作】重心後移，右膝直伸，左膝微屈，雙足分立。上體後仰，同時兩掌上翻，停於面部上方。左掌在上，右掌在下，以腰為軸，上體向右轉體九十度，雙手轉腕經胸前，在右肩上方，順時針方向、上下抱球環繞一圈。身體略向後傾柔動。兩掌翻掌呈右上左下式，並在右胸腹下抱球繞環一圈。划圓過程中，用腰帶動兩掌，身體重心漸向右腿，左足跟步併於右足內側。然後，左腿後伸重心徐徐落於左腿，右足提起與左足併攏左足支撐，右並步，足掌著地，雙膝微屈。同時，兩掌弧形前送，在左肩上側方、右上左下抱球環繞一周。然後翻掌，在左胸腹下抱球環繞一周。划平圓時，兩掌呈抱球狀。全身鬆柔綿軟，自上而下，以腰為樞，帶動全身呈龍蛇纏綿蠕動。此功，左右各練二至四次後，接下勢。

連接動作，左足後撤一步，重心移於兩腿之間，右足尖裡扣，隨左轉體九十度，左足尖隨即外擺，使兩足尖略呈「八」字，雙膝微屈。同時，左臂下擺至左側，兩掌前移，高與臍平，雙臂呈環形，若扶岸一般。

上體後仰時吸氣、轉體，雙掌前划圓時呼氣，重心後移，雙掌後划圓時吸氣。上步雙掌前划圓時呼氣。

【意念】　雙掌間隱約有一光團，海濤衝擊光團，並形成旋流，使上體後仰，雙掌間光球隨之後移。此時，感念光球圓形運動，並有波濤浪擊之感。軀體充分放鬆，運動幅度愈加增大，龍形柔動更為自如。

25　搖浪擺柳

【動作】　兩足開立，略寬於肩，此功以胯為中心，繞身體縱軸，作反時針方向運動，若以氣海穴為軸，則腰腹向前、左、後、右順次划圓弧運動，幅度由小漸大，由下逐漸帶動雙臂，向上逐漸帶動肩背活動，循環不斷。身軀之動猶如潮中龍身，勁風中之楊柳，飄搖不定，逆境中表現出剛柔相濟的韌力。頭頸部始終保持正直狀，雙臂在腰腹帶動下亦鬆軟柔和。手掌如扶在一個飄搖的球體上，任其浪動、飄搖。此功可做十至二十次。

與下勢連接時，雙臂隨腰腹轉動並緩緩上移呈前平舉，邊上移、邊蠕動，雙掌呈龍含珠式，腰腹邊往上轉動。

划前半圓時呼氣，划至後半圓時吸氣。

【意念】　胸腹前光團飄浮在浪濤之中，雙掌若扶其上，手下有浮動感。吸氣時，光團靠近腹臍，並感到腰部承受到較強的衝擊力。呼氣時，光團向前移動，腰腹部有旋轉拉力。隨腹部旋移，光團愈亦明顯、增大，推拉旋轉力量逐漸加強。腰部盡力放鬆，運轉即不由自主地增強。呼吸，任其自然。

26　雙龍追月

【動作】　雙足自然開立，全身放鬆，雙臂自然向上升舉，呈前舉狀態。雙手心向前下方，以肩關節為軸，雙臂按順時針方向分別交替做柔動划圓動作，左臂向前划時，右臂向後，全身放鬆，頭頸及雙臂充分放鬆，運動頻率逐漸加快，雙臂轉動的圓軌跡徐徐升高，轉動時掌心向前。如此反覆二十至四十次。運動之中呼吸自然進行。

【意念】　明月如盤，懸掛於空，海面浩瀚，寬闊，銀波漣漪。雙臂如龍，游弋在浪裡濤間。肩背搖晃轉動時，雙臂如龍升騰在海天之中。初時，運動幅度較小，光團隨波浪轉，身體有旋拉力感。繼後，光團漸至變小，上升於空中，狀如皎月。同時轉動速度漸至加快，旋拉，推力愈亦增強。

27　激浪飛灘

【動作】　雙足自然開立，雙臂自然上舉，高過頭部，手掌向前下方。腰部前後浪動，軀體隨腰胯波浪柔動。腰腹前移時，肩背與雙臂呈節段向後浪動。腰腹部後移時，肩背與雙臂呈節段式向前浪動。雙臂如在浪濤之間、一前一後浪動搖擺。

雙臂前傾時呼氣，後舉時吸氣。

【意念】　感念胸腹部有光團蕩漾在浪濤之間，身體僅距光團尺餘之距。光團對軀體有明顯浪濤衝擊力，經雙手浪動而消失。然後，又不斷反覆由下而上浪擊。此時，不但要感念光團運動，而且要盡力使全身鬆軟。運動幅度愈加增大，軀體蠕動更為柔和，光團衝擊力愈亦明顯。待到軀體自然帶動足步移動後，即順其自然，放鬆身體。引動自發運動。

28 浪平收勢

【動作】　重心移於前足掌，足跟離地。同時，雙臂自上而下，兩掌邊翻掌邊經胸、腹下按。掌向兩側分展。跟部急驟落地，使軀體產生震動，震力直透頭頂。雙掌下按時，不接觸身體。然後，兩臂由體側徐徐上捧至頭頂，兩掌外旋呈陽掌式，同時足跟逐漸提起離地。餘動作如前。雙臂上捧吸氣，雙掌下按時呼氣。

練功到雙龍追月、激浪飛灘時，一般會出現自發運動。自然調節過程實現之後，即用此功式收功。收功可在走動中進行，亦可在原地站立下完成。

【意念】　意念海浪漸漸平息，雙臂在海中輕緩游泳，海面風平浪靜，雙臂下沉鬆垂。兩臂自上而下按壓，光團自上而下貫入軀體，光球消失，全身軀體感觸恢復，腦目清新，全身舒適。

然後作自我按摩，雙手浴面、搓耳、梳頭，各五至十次。（本節功，楊樹德參加整理。）

㈦蟠龍天

蟠龍功是依仿龍、蛇蟠環繞柱屈伸自如的一種功法。外形柔緩，動作輕盈，內體則剛勁有力。形，意、氣、力相互配合，剛柔相濟、動靜有序，是有效的強身壯體與鍛鍊外氣積聚的基本功法之一。本功形氣相依，以氣催勁，以勁化力，內外結合，能夠充實臟腑，暢通經絡，有強筋骨、健體魄之功效，適合於中青年練習。

若作強身健體之用，則可採用馬步式練習，並配合發勁催力，呼吸多以深長方式。

若作調節臟腑，行通經絡，治療疾病用，則可坐於木凳上，並配合柔體運動，而呼吸宜取自然方式。

1 預 備

練功時面南背北，雙足分離與肩同寬，呈馬步式站立（或自然分腿端坐）。上身自然直立，頭正頸直，唇口輕閉，吸氣時舌尖上頂，呼氣時鬆落。雙目微睜，眼觀鼻準。雙臂自然鬆垂，雙手分別扶在膝上。

吸氣時感念海潮雲霧由下而上，呼氣時自上而下，起落交更，口內生津，要分一～三次咽下。排除雜邪之念，進入練功狀態中。

2 推波助瀾

【動作】 按預備式，雙手由下經前下方提捧至胸前時，手掌向前外翻轉，並自外側上方下落，置於體側，與臍齊平的位置上。鬆肩墜肘，腋下空鬆，肘部微內收，前臂向外分展，手心向前，呈推浪式。腰身前後柔軟地像浪波一樣湧動，順勢帶動雙臂前後推擺，同時用鼻輕輕吸氣，舌尖上頂，全身放鬆，雙足不動，上體向後擺動。

【意念】 感念像被浪濤推擠而上體自然後傾，雙臂亦隨波後擺。呼氣時用口匀吹，舌尖鬆落，全身貫勁，感念雙臂將浪濤推趕前移，上體由後向前推壓雙手龍爪樣貫勁，力要達於十指上。吸氣放鬆，呼氣發勁。如此運動反覆二十次，咽津三次以上。若單獨練此功式則運動要一二〇次以上，咽津不得少於十次。

注意：為練好本功式，可選擇三——五公尺外的花、草、林、木作目標，趕浪貫力發勁時要儘量使目標物有動感，當練到一定程度後，植物枝葉可隨氣意推移而動，則練功取得了一定的成效。另外，開始貫力發勁不能過於猛烈，動作要柔緩，貫力要由輕而重，以避免耗傷陽氣。每次以練到雙掌心發熱發脹為度。

【功理】 此節功式腰脊前後柔和擺動，吸氣放鬆，呼氣緊張，剛柔相濟，不但可充分舒張任、督二脈，亦可行通脾、腎、肝經。初步行功可排除邪雜之氣，久之則能蓄積真氣，對充實衛氣有良好作用。

3 二龍戲珠

【動作】 站立或坐式方法同預備式，鬆肩墜肘，雙手在胸前正中，右手掌向下，大致與膻中穴等高，左手掌與臍相平，掌心向上，兩掌相對如抱球狀。感念兩手之間似有光球存在，時有推、拉力感。雙手指微微分屈呈龍爪狀。吸氣時右手自上向後下拉引，左手由下向前上推送，划圓運動。當左手在前，右手在後在同處一水平面時，右手掌向前下推送翻轉，掌心向上，左手掌向上提拉翻轉，掌心向下，同時全身發勁，用力繼續划圓運動。與此同時，肩部與髖部相應地側向繞圓運動，同時用嘴均勻呼氣，站立雙足不得移動。如此反覆一推一拉，推時用力呼氣，拉時吸氣放鬆。意念匯聚在兩手之間，有光球旋動。反覆行功二十次，咽津一—三次。單練在一二○次以上，咽津十次。練至全身舒適，雙手掌發熱為度。

呼氣發力一般以右臂回拉吸氣，推送時呼氣發勁。若習慣用左手的人則用左手推送發力，呼吸程序相反。

【功理】 此節功式，運動以雙肩、髖、臂柔動划圓，配合呼氣發勁力，吸氣時全身放鬆。光球運轉在矢狀面中，以取坎水與離火相濟之義。腰轉如輪行，肩動如搖櫓，對掌如搓球，使形、神、意、氣合而為一，故有增強心、腎功能。

4 烏龍繞環

【動作】 站立（坐立）同前，雙手在臍下手掌相對作抱球狀，調節呼吸一至三次。以腰胯為中心，身體先向左後方側轉，轉至最大程度，以骶尾部為中心，雙手左右相對在背後作抱球狀，雙目微睜，注視尾骶，徐徐呼氣同時發勁用力，使全身特別腰背部有緊張感。意念雙手推擠光球；手中有壓力及彈性感。然後用鼻輕吸氣，全身鬆柔，雙手在身後翻轉光球，手掌上下相對，左手向上置於體側原位，右掌逐漸向上升舉。感念手中光球呈柱狀向上浮升，右手在左耳上方翻掌向上，同時仰身，掌經右上方向右後下方沈落，慢慢左手由前向右側後方推送，向右側轉作右後抱球狀，呼氣發勁運力。按前法提升左臂。身軀左右側轉反覆二十四次，咽津一至三次。單練時側轉一五〇次，咽津十次以上。

【功理】　本功用力發功在背後抱球側轉運動軀體均要放鬆，身體側轉以垂直軸為軸心，水平方向來回扭曲運動，這能引動腎腑，使帶脈弛張運動。因此，本功不但具有增長腎陽作用，且能使氣海、命門前後陰陽協調平衡。腰部陳疴舊疾者，練習此功均具良效。

5 擎天盤柱

【動作】　自然站立，或端坐凳上，兩手鬆垂於體前側方，雙手中指屈於掌心頂壓勞宮穴，其餘四指自然握拳。頭頸、腰身、雙膝三部，依次作反時針方向的水平繞圓運動。用鼻吸氣，全身柔圓運動三至五圈，放鬆全身，感念在雲霧海潮之中旋轉浪動。口呼氣時全身柔圓運動三至五圈，感念身如龍蛇盤繞立柱，上下引伸，頭頂上引，雙足伸蹬，上下用力，將頭往天上引，使氣往足下沈，練功中身體螺旋引伸，有頂天立地之感。如此一鬆一緊，反覆無窮，以咽津三～五次為度。單練此功則使身心有飄然舒適、溫熱之感，咽津要十次以上。

練習此功，開始頭部晃動幅度要小，練習要閉目。腰部活動可稍大。若頭部活動幅度過大，則容易引起昏暈、惡心不適應狀。

若上部氣煩躁時，可用加大頭頸部旋轉幅度，加大呼氣，祛除燥邪之氣（如頸椎病），若中部之氣外邪過重時，可加大腰胯旋轉幅度，並加大呼氣，驅除邪氣。若下部氣紊亂時，可加大雙膝的旋動，並加大呼氣給予調配。總之，上、中、下三部圓環運動要因人、因病、因勢不同有所區別。

【功理】　此功以脊柱環形運動為主，上、中、下三段柔和轉動，使整個軀幹都在活動之中。脊柱是人體生命活動的樞紐。上通水海，中通血海、胃海，下通氣海。上、中、下三段皆動即使四海攪動，故能促進人體的生命活動。上能促腦提神，中能消食健脾，練百脈流通，下能振興腎陽，抗禦外邪，故有強身健體之效。

6　海底撈月

【動作】　雙腿並立或分腿站立（坐式時雙膝併攏），雙臂鬆垂於體側，吸氣時，雙手掌心相對，由下而上提捧，至胸齊平後，雙掌向前外分展，呈側平舉式，掌心向下，然後呼氣，身體前俯，直膝屈髖，雙臂向下按壓發勁，意感雙臂深入大海撈取光球。頭部盡力前下探伸，以頭部觸及小腿為佳。吸氣時，身體輕輕後伸，但不直立，雙手由兩側向胸前提捧，全身放鬆柔動。如此反覆按壓、提捧，勁力放鬆，交替運動。

練此功要求直體、屈髖、頭部向下引伸，使腰背牽張。雙膝直伸，使腿後群肌肉張力增大。開始練習，兩腿分立距離可適當加大，久之距離可減小，按壓發勁時感到腰腿有酸脹之感。

【功理】　本功以前俯用力運動為主，能夠充分引伸背部和腿後諸經。對疏導督脈，行通肝、脾、腎經有良好作用。特別對腰肌勞損、骨質增生症引起的腰病，以及風濕性腰腿痛症均有較好效果。

7　振動叩齒

【動作】　坐式：雙腿微微分開，正坐（背部不靠椅背）。吸氣時腿部用力微微伸膝伸髖，半站起，臀部懸空，雙手自然扶在膝上。呼氣時腿部突然放鬆，臀部向下坐落，張口後上下齒用力叩齒咬合，振動全身及腦部。共十至二十次。

站式：兩腳同肩寬站立，身體正直，雙臂側前鬆垂。吸氣時身體向上引伸，雙足跟提起，足尖踮立，感念身體上入雲天。呼氣時雙踝突然鬆落，足跟振動落地，張口後上下齒用力咬合叩齒。呼氣時感念身體下插入地。

本功靠突然鬆落，全身瞬間僵緊而造成的較大振動。咬合叩齒之前要張大口，同時舌尖後縮，避免損傷舌尖。另外，落地的瞬間，雙臂要突然用力緊握，以增大振動的作用。

【功理】　本功通過重心起落振動，影響臟腑及腦海，使行於內部的陽氣受激蕩後，行運流暢。因而有調節臟腑功能。咬合叩齒，不但振動腦海而且有激揚腎氣的作用。練功結束常能使人有腦目清新，身心舒適之感。

(八) 八卦行步功

八卦九宮步，是依照伏羲八卦圖義，結合上、中、下、左、中、右不同部位，採用形體步伐，調運心神、意氣，使其達到「天人合一」，身心合一的鍛鍊方法。本功動作不多，注重神、意、氣與外境、方位結合。運動量不大，但對陶冶心性有獨到功效，適宜於年老、體弱病患者鍛鍊。本功練習時，意念、氣息、身形均與卦象及九宮部位相配，著意而不深，氣勻而不斷，形柔而不剛，運動中求得身心順暢安靜，故能積聚精力，增強體魄。

1 預 備：

練習者面南背北，站立處為坤地，前後三步，有上、中、下三部之分，側方三步有左、中、右三部之別，如此即成九宮之位。按先天八卦圖象與九宮相配，則圖象方位自明，如圖表。正前上部為乾，左前上部為兌，右前上部為巽，正前中部為中宮，左前中部為離，右前中部為坎，左下部為震，右下部為艮。練功時，先立於坤地，選出先經中宮換部，然後按乾一、兌二、離三、震四、巽五、坎六、艮七、坤八的先後秩序，依序行功。

兌	乾	巽
離	中宮	坎
震	坤	艮

雙足自然開立與肩同寬，頭正、軀體自然，雙臂鬆垂置於體側，先呼三口長氣，呼氣時用嘴，勻緩地吹，同時感念海潮由頭向下逐漸沈降至足底。然後，作輕細吸氣，同時感念海潮由足逐漸上漲至頭頂，行「雲霧洗髓法」，排除雜念，調神和形，使其進入練功意境，然後行「隨息泿動法」。

吸氣時雙手臂由下往上提捧，平胸時兩臂由內向外展，平肩時呼氣，雙臂緩緩下落與臍等高，手心向前，呈推浪之狀。與此同時，雙膝微屈，吸氣呼氣時軀體前後蠕動，猶如在海浪之中蕩動不定，雙手臂自然鬆柔地由前、下、後、上做小幅度划圓運動，呼氣時雙手臂向前划動，吸氣時雙臂向後划動。反覆行功三至五次，使軀體鬆柔舒適。

2 乾——朝陽光耀體

【動作】 位於坤地。吸氣時，雙臂好像由前向後划浪，左腿向前抬腿舉起，左膝微屈，然後重心落在單腿上，右足踝盡力上翹，呼氣時，右腿向前邁一大步，左腿蹬地，右腳進入中宮，單腿支撐，雙臂向前划浪運動，同時軀體柔動，左腿向前抬腿直伸，足踝上翹，呼氣時左腿前邁一大步，足著地時進入乾宮，同時右腳向前收攏，與肩同寬站立，呼氣時身體向前蠕動，吸氣身體向後浪搖，同時雙臂配合由前、下、後、上划浪，意念海潮起伏，身體隨海浪衝擊自然推動，配合輕細吸氣，均勻緩慢呼氣，存思明媚陽光沐浴其身，反覆行功，久之即可感念五色光環縈繞，並有溫熱快暢之感遍及全身。反覆八——十四次，然後雙臂由後、下、前、上作相反方向划浪，同時，吸氣時，右腿單足支撐，左膝曲屈，小腿向後引伸，呼氣時足落中宮，至左腿單足支撐站立。吸氣，右腿屈膝，並向後引伸小腿，呼氣時足落坤地，左足後併，雙足平行站立，柔體划浪調節呼吸二至五次。

【功理】 本節功特點在於存思沐浴陽光，配合形體柔動，又似波濤起伏，感念浪蕩之意，其義在於使水火相濟，促進人、天之氣內外通連。人的生存，要求陰陽二氣行運調和，盛衰保持平衡穩定。運動時軀體柔動、浪蕩，則腎腑受激而水氣流行，引陽火下降，則使腎氣激發，水火交融，水氣升騰，則生化之功倍增。

3 兌二開口長發聲

【動作】　進退之法基本與上節同，先以左足入中宮，右足上兌卦，面向東南方。左足跟入兌卦，雙足自然開立同肩寬，雙膝自然直立，吸氣時重心後移，軀體向後柔動，如若有浪擊濤湧一般。雙手臂自然向側下方伸展，並由下向後上划半圓柔動。吸氣至滿後，雙臂漸由後向前伸推大致與肩齊平。然後，呼氣，呼氣時軀體輕微前傾，收腹，柔體蠕動，雙膝微屈，身體重心輕微下降，雙臂由前向下緩慢柔動划半圓。同時，用口發五聲以調五臟氣之偏衰。發聲要舒適自然，不可勉強，要求洪、亮、深、沉。反覆八—十六遍。然後，依前述退步方法，經中宮回到坤地。

【功理】　此節形、氣配八卦之兌方，兌開口，位在高山。又因兌為金，屬肺，故練氣行聲使肺氣與自然之氣相互暢通，排除體內廢氣，吸取自然清氣。聲音狀況，由氣多少與流暢程度不同確定。而氣又與人年齡、時間、體質狀況有關。因而練氣時要把握季候和體質差異採取不同練法。

春季陽氣漸漸升發，陰氣漸漸消退，萬物處生育發展階段，此期中，木氣最盛，因木屬巽，多風，故春季宜發「呵」聲行氣法，以除過盛之「風」。

夏季為萬物壯旺之期，陽氣較盛，陽極化熱，熱化火，故火氣盛。火屬離，多熱，故夏季行氣宜多以「呼」、「吹」聲之法，以除冷熱變化。

秋季為陰陽交接時期，萬物斂收結實，陽氣容易內聚而化金，金為兌，肺氣常常有不舒暢之感，故秋季宜以發「噓」聲之法，使內外之氣循行自如。

冬季陽氣閉藏，陰寒之氣聚結而化水，水為坎。寒氣聚結而可使水化為冰，去寒就溫，陽氣固密最為重要，所以多宜發「呬」聲的氣散發陰寒，使腎陽內溫。

從體質強弱及臟腑盛衰狀況看，肺氣實者宜宣泄肺中雜氣，用平呼平吸之法，呼氣時採用發「噓」聲法，若肺氣虛弱者可呼氣時伴發細長「哦」聲，用健脾生金之法。

心經實熱者，宜短吸長呼，呼氣採用「吹」法泄除熱、火邪氣。若心氣虛弱，呼吸時可多入少出，呼氣時發「吁」聲，以補其木。

肝有邪氣時，用平吸平呼法，呼氣用發「呵」聲法。若肝氣不足時，可用多入少出呼吸法，呼氣同時閉嘴，用鼻發「嗯」之聲，採用生水強腎之法。

脾陽過盛時，宜用長呼長吸之法，呼氣時以發「嘻」聲法行氣。若脾陽不足，可用多入少出呼吸法，呼氣時輕緩發「哈」聲。以補火生土。

腎氣燥動時，宜用深呼吸之法，呼氣時用發「呬」聲法。若腎氣不足時，則可用多入少出的呼吸法，呼氣時用鼻發「哼」聲，以補金氣，以金生水之。

「呵、呼、呬、噓、嘻、吹」六字用氣為無聲自念行氣之法，早在宋、元時代就已盛行。《諸病源侯論》卷十五中有所記敍。發聲是行氣的又一種方式。「哈、哦、吁、嗯、哼」聲是依據不同病患者疾病困擾時自然呻吟的一種歸納，它具有一定的平衡調節作用。練功之時，在放鬆自然的基礎上能自然而然地發出聲音，故「六字」和「五聲」力求自然，不可生搬硬套。

4 離三舒筋展四肢

【動作】 預備同前，以左足進入中宮，身體向左側轉九十度，用右足進入離卦，左足跟進，平行站立。調節呼吸，同時全身輕輕波形蠕動。

呼氣時雙膝微屈，重心徐徐下降，雙臂向下引伸，同時掌心向下按壓。吸氣時雙臂在體前由下向上提捧，上舉過頭，同時翻掌雙手掌心向天，指尖相對，同時雙膝由屈至伸，同時足跟起踵，足前掌撐地，雙臂上伸用力，雙腿伸直繃緊如托舉之勢，屏息片刻，同時上下反向微微發力，全身要有緊繃和酸脹之感。呼氣時雙臂由上而下降落回覆到起勢狀態。如此反覆八—十六次。然後，依前述退步方法，經中宮退回坤卦地。

【功理】 此功練意、氣充實筋肉，通行經絡之氣。練氣化力起到強筋健體之效。離卦屬火為陽，人體左側為陽，右側為陰，上肢為陽，下肢為陰。吸氣時，四肢上下引伸發力，經絡暫時阻滯，陽火之氣聚積肢體，呼氣放鬆時，四肢經絡開啟，陽氣內充，精氣循行，呼吸配合筋肉運動，弛張交替，吐納有序，則使全身經絡氣血循行。

若肝氣鬱積，練功時宜以長呼氣短吸氣，配合迅猛短暫的引伸發力。若肝氣不足，筋經萎軟乏力時，練功需採用輕輕地吸氣，配合四肢持續勻緩發力。

5 雷地震腳動臟腑

【動作】 預備式同前，左腳踏入中宮，身體向左側轉約一三五度，隨即右足踏入震卦。左腳跟步，平行站立。稍事調節呼吸，雙膝微屈，雙臂下垂於身體兩側。然後左足尖外擺，並以此為軸，右腳向左方側跨一步，腳尖內扣，向左後轉身一八〇度，雙手由兩側下方由前向上提捧，同時吸氣。提至與臍等高時，雙手用力握拳，雙臂驟然向下引伸用力、震足，全身繃緊用力咬合叩齒，同時用鼻快速呼氣，在鼻腔中發「哼」聲。震動後全身放鬆，呼氣。屈腿，雙臂鬆垂。然後吸氣，提捧，作另一腿震足發聲。如此反覆分別練習四—八次，然後向後轉身，同時右足退至中宮，左足退，回至坤地。

【功理】 本功式，氣息驟然開啟，結合全身緊收，與腿足著力振動，使陽氣內聚，激蕩著臟腑，以雷霆之力驅除臟腑中鬱結之氣。叩齒震足具振興脾陽之功。

若脾陽不振時，練功宜輕輕深吸氣、呼氣、叩齒、震足應沉而勿用重力，使身體有向上震動輕飄舒適感。若脾有邪熱練功宜輕輕地中平吸氣，呼氣時叩齒要用勁，震足要貫注重力，全身緊繃使身體發熱，使有微汗之感。

6 巽位起風長呼氣

在伏羲八卦中，乾、兌、離、震屬陽，故用右腳進位，以盡陰陽相交之義。巽、坎、艮、坤屬陰，故用左腳進位。

【動作】 動作要領同前，但先以右腳進入中宮，然後向右側轉四十五度。左足前跨進入右前上方的巽卦位，左足外擺，右足內扣，向後轉身一八〇度，面向震位東北方向。雙足開立與肩同寬，雙膝屈曲（屈膝角度，依據體質強弱不同，要求不同）。一般以九十——一二五度為好，吸氣時，雙手在體側由後向上提拉帶氣上升，手心向上至腋下，足尖翹起，身體重心前引，使軀體呈後弓狀。手至腋下，吸氣至滿後雙手掌向前下方推轉，同時嘴細長「吹」氣，身體重心後移，身體呈前弓狀，雙足全掌著地。一起一落，雙手好像在體側前、下、後上划圓弧的動作。身體前後柔動，反覆八——十六次，完成之後，向後轉身一八〇度，背向中宮卦位後退，左足先退至中宮，右腳再退還坤卦地。

【功理】　巽位為風屬木，下肢屈膝、分立，配以足踵起蹲運動，使足三陰筋經弛張交替，具有振興肝、脾腎經陽氣的作用。腰腹前後弓形柔體浪動，能夠轉搖腎腑，引升腎陽之氣。使水氣蒸化而生木氣，使內部肝腎之氣與外周木氣配合，而致陰陽調和。

7　坎中搖浪月作舟

【動作】　龍形步向前划浪右足進入中宮，雙足開立同肩寬，調息，向右側轉九十度。同時左足伸足跨入坎卦位，右足跟進坎位，雙足開立略寬於肩，面向西方，全身放鬆，兩臂自然向側下斜伸，手心向下作扶按狀。意念海水起落。自己身處雲海浪濤之中，恍惚飄逸，似以彎月作舟飄落起伏在雲海浪濤之間。

吸氣時髖部向左側飄蕩，胯部放鬆，雙膝自然順勢相隨，雙手心如若扶波浪之上，呼氣時髖部向右側飄蕩，雙膝、胯部的要求同上。髖部一左一右浪動，雙手配合做輕微起落運動。要求起落有度，反覆八——十六次，行功後，以左足先退至中宮，再側轉正對乾卦位，右足撤回至坤地，左足亦跟步退回坤地。

【功理】　坎為水，在臟屬腎；運動以腰胯鬆動為主，腰為腎腑，左右側移搖擺，不但可以使左右側的足三陰、足三陽筋經鬆弛交替，促進氣血循行，同時，任、督、帶脈等經絡也因鬆柔搖拽而使經絡牽張有序，故有調節腎腑的作用。另外，脊柱側向搖動可使椎間筋肉張力和韌性增大，因而能預防組織的僵化和固結。同時，腰腹的節奏性涙動可增大腹腔臟器的活動幅度，使腎與膀胱受到艮性的應力刺激，從而對其功能活動具有調節作用。

8　艮山起伏屈伸腿

【動作】　預備同前，向前柔體划涙，以右足進中宮，左足並步，然後向右後側轉一四五度。左足前舉伸腿跨步踏入右前下方艮位，右足跟步，雙足之距與肩同寬，右腳跟為軸足尖外擺，左足向右側跨，身體向右後轉側一八〇度面向東南方（兌方）。兩足並立，全身直立，兩臂鬆垂置於體側，鼻吸氣輕勻深長，用口呼氣細柔緩和，全身放鬆，同時，屈髖屈膝全蹲。雙手分別在身後握住足踵。吸氣時提臀伸腿，身體上引，雙手緊握雙踵。呼氣時屈膝下蹲，同時埋頭俯身。如此三起三落或六起六落。全身起落與腿後部緊鬆相互配合。然後全身放鬆直立，以右足跟為軸，足尖內扣，左足向後撤回中宮，接著身體左後側轉一四五度，右腿退回坤地，左足隨即跟回坤地。

【功理】　艮為山屬地之陽，在臟則為脾陽，故與胃氣有關。身體前俯後，雙腿屈伸，使足三陽與足三陰經脈交替張弛，能增強經脈韌性，加大經脈中的氣血容量，因而能促進脾胃的氣血調節。足太陰脾經，足少陰腎經與足蹶陰肝經均位於腰腿內後部，一般牽張活動較少，老年、腎、脾、肝氣不足、氣不足則筋經失於濡養，故易發生筋經短硬，萎弱等現象。通過屈伸起伏運動，能充分牽張腿後部各筋肉，增大活動幅度，故有通暢經絡的作用。

9 坤地生津液化丹

【動作】 由上式回至坤地後，兩足開立同肩寬，雙肩、肘自然側後屈曲。雙手手掌向前，在背後扶住兩側腰眼（腎俞穴），用鼻吸氣，輕勻下沈，雙足十趾用力抓地，將湧泉穴懸空起，雙腿輕微運動發力，雙肘微微後張，同時用力咬牙合齒貫力，舌尖上頂齒齦。呼氣時用嘴輕輕吐氣，全身放鬆，舌尖鬆落。同時意念自上而下逐段放鬆。如此反覆呼吸，鬆緊交替，口腔之中自然生津，行氣數次後口中津液充滿，則徐徐下咽入腹，雙手扶腰，行功之中自然會有熱煦之感，由後而前，漸漸遍及全身。咽津三至五次即可收功。

【功理】 意念與口中津液相伴而行，促成以津化精，以精化氣，以氣化神，以神還虛的練功程序。練功完畢，回至坤地，坤為陰體，陽氣充分調運後，溫煦陰體，陰體得陽氣則生機盎然，筋骨因氣血濡養而漸壯實柔順。陰陽匹配後身形意氣調和。身心暢快、體能智能均可達最佳境界。

(九) 蛇形功

蛇形功是以身軀展收、側動旋動為主的運動。頭頸中正，四肢盡力靠貼，身軀柔泿般地蠕動，節奏緩慢，弛張分明，常使腰背筋肉達到最大牽張狀態。此功除採用臥式練習外，還可站式練習，對治療腰腿疾患、骨折後功能康復有良好效果。

1 擺尾伸蹬

【動作】

A. 臥式：

預備：

練者仰臥於床或平躺在柔軟的平地上，雙腿直伸，雙膝踝相互貼靠，足尖向上，雙手掌在胸前合十或交叉合掌，雙肘自然鬆垂，全身放鬆調節呼吸三至五次。

方法：

練功時用鼻吸氣，雙踝內靠，雙膝外展外翻，然後，屈膝屈髖到最大程度後，雙膝內靠在體前、屈髖屈膝呈團身狀，然後呼氣用口吹氣的同時，雙腿由屈至伸，向前上方蹬直引伸，雙腿做划弧樣運動。意念雙腿若蛇尾一般在波浪之中引伸柔動，反覆二十至三十次，單獨練習一百次以上。

B. 站式：

預備：

併腿站立，雙腳跟部緊靠，雙肩、肘鬆垂，雙掌在前合十或交叉合掌，指尖向上。身體直立放鬆，調節呼吸三至五次。

方法：

練功時用口輕輕吹氣，身體重心垂直下降，雙跟緊靠、雙髖、膝向外分展屈曲下蹲。然後用鼻均勻吸氣，雙膝緩緩向外繞後併靠，同時身體緩緩伸直，重心上升、雙腿直立、雙手掌用力推擠合十。腿部分展屈伸，配合呼吸，合掌用力一張一弛，感念雙腿如蛇尾狀在波浪中柔動引伸，反覆練習二十至三十次，單獨練習一百次以上。

【功理】本功以屈伸雙腿，與髖部展收運動相配合，能夠充分牽張引伸腿部三陽經絡，故可行通胃、膽、膀胱各經，又因屈伸腿部、腹部必須用力，故有調節六腑之效用。

2 回旋側身

【動作】

A. 臥式

預備式同前。練習時用鼻吸氣，同時右腿伸直，左膝屈曲，當左足掌屈至與右膝齊平位置時，上體不動，雙手用力推擠。髖部向右側轉動。呼氣時左髖逐漸向左回轉，左腿逐漸伸直，與右腿併靠並伸直，雙臂放鬆，動作做完恢復仰臥位時全身放鬆。然後再作相反一側。感念腰腿有牽緊作脹，身軀如龍蛇身在草叢之中，纏綿轉側一般，如此反覆二十至三十次，單練一百次以上。

B. 站式

練者併腿站立，直體放鬆，鬆肩墜肘，雙肘貼身團靠，掌在胸前合十，調整呼吸意念三至五次。平心靜意。練功用鼻均勻吸氣，左膝屈曲，右腿直立支撐，左足屈至膝下時，髖向右側轉扭旋，左膝向右側內扣，上體直立，雙手用力推擠合掌。呼氣時左髖回復至正立位，左膝前移平舉下落至併腿站立。意念，腰胯牽緊作脹如若蛇身扭轉一樣。然後右腿作相反方向的側向扭轉。如此反覆二十至三十次，單練一百次以上。

【功理】本式運動以腰腿側向轉動為主，上體剛直，下體剛柔相間，運動以腰下為主，故能行陰中陽氣，左為木，右為金，左右腿運動交替，故有旺木生金之功，同時腰腿側轉旋能弛張三陰三陽、陰蹻陽蹻及帶脈等經脈，故有平衡肝、腎、膀胱、膽經的作用。

3 背橋反弓

【動作】

A. 臥式

由預備式開始，練功時胸前雙手合十，雙膝微屈，雙足掌著床，吸氣時腰腹向前上方挺舉，使腰背部懸空，雙肩、雙足著力，成反弓橋形，然後屏息片刻，雙掌用力對擠，默想腹部上有沈物下壓，默念一定的數字後用口輕輕吹氣，身體舒鬆落於床面，如此反覆練習二十至三十次。然後可用同樣方法，但呼吸程序相反。

B. 站式

雙足站立，距與肩同寬，直體，雙手胸前合十或交叉合掌，雙肘貼靠胸部兩側，吸氣時腰腹向前反挺突，頭保持正直，腰背反弓形、頭與足要在同一垂直平面。默念腹前有巨大光團推壓，同時心中默數一定的數，再屏息片刻。呼氣時身體回復到正立位姿勢，反覆二十至三十次，然後呼吸程式相反，練習同樣次數。

【功理】 腰腹背擠反弓，背部諸肌要強烈持久收縮，腹部要充分引伸牽張，故能改變任、督二經脈的氣血平衡狀況。吸氣屈息、呼氣平息，在於保持肺部功能最大調節能力，能夠提高血中的氧含量。長期臥床病員，可由別人幫助練習此功。此功可預防肺部併發症，同時可改善腰背氣血循環，防止褥瘡，保持體力。值得注意的是，最初練習時，默念的數字不要過長，背橋反弓也勿需作得太大，以免引起肺部不適或引起腰背筋肉疼痛。

4 首尾呼應

【動作】

A. 臥式：預備式同上。

第一種練法：徐徐吸氣，用口快速吹氣的同時，雙掌合十向前下方引伸，上體起立向前躬身前屈，雙手盡力與足尖相近。然後呼氣，全身放鬆逐漸仰臥。

第二種練法：徐徐吸氣，全身放鬆，膝部微屈，小腿微收，用力吹氣同時雙掌合十向前下引伸，上體前彎躬身，雙小腿向前上方猛力蹬伸，手指尖盡力與足指尖靠近，至起坐。吸氣時仰臥放鬆。意想雙掌雙足如蛇之首尾，起坐、伸展，在淚裏蠕動，吸氣時舒軟如蛇行起伏，呼氣發力，如蛇捕物之迅猛。反覆二十至三十次，單練一百次以上。

B. 站式

直體站立，雙膝、踝緊靠，雙掌在胸前合十，全身放鬆，調節呼吸三至五次，用口吹氣，上體向前下俯身，雙膝直立，雙掌由下向前引伸划弧，到正前方時，雙臂盡力前引，上體前探，輕輕收氣，雙掌由前向上後回至胸前，上體回復至正位，呼氣時，上體前屈曲，吸氣時引伸上舉，如蛇行浪中，首尾呼應，反覆二十至三十次，單練一百次以上。

【功理】身體起坐與起落，隨呼吸程式不同，弛張交替，收腹與伸腿交互進行。引伸下肢可舒通肝脾、腎筋經。屈伸腰腹，不但振興諸陰之陽氣，而且可以調節六腑之氣機。

5 側轉引伸

【動作】

A. 臥式：預備式同前。

用口輕輕吹氣，雙掌合十先向左側推引，雙手指尖由上指而平移指向左側方，頭頸肩背均向左側傾斜轉體，引伸至肩背有發脹之感，屏息片刻，意念身體引伸柔長，然後輕輕吸氣，雙掌回拉至預備式，指尖向上，以同樣方法作另一側引伸側轉，各側反覆十至十五次。

B. 站式

直體站立，膝踝緊靠，全身放鬆，雙掌胸前合十，指尖向上，用口吹氣，雙掌保持合十姿勢，在胸前側向偏轉，指尖指向右側，右掌置於左掌之上，同時，頭頸肩均向左側傾轉伸探，髖部向相反方向引拉，使肩臂部有發脹之感，呼氣盡後，上體側轉引伸至最大幅度，作片刻屏息，然後輕輕吸氣，雙掌回拉，掌指逐漸回復至原位，再以同法作相反方向練習，各側作十至十五次。

【功理】　上體左右傾斜，髖部以下保持穩定，或作相反方向對抗用力，可增大自身筋肉的張力，特別對肩頸、腰背，其影響更為顯著，對行通大、小腸、三焦諸經以及調節心、肺等氣機，均具良好作用。

6　卷屈團身

【動作】

A. 臥式：預備式同前。

用口吹氣，屈髖、屈膝，雙腿由下向前上方收舉，雙膝向外分展，雙足底相對貼靠，在腹前雙手握在外緣部，全身放鬆，上體向前卷曲，雙足向頭部收舉，雙手用力拉引雙足盡量與頭額部靠近，當額部與足碰及後，作片刻屏息，感念頭足相接，身體成圓團卷曲，頭、肩、腰、腿均有牽緊疼脹感。然後吸氣，同時鬆手，雙腿緩緩由屈而伸，全身放鬆，雙手在胸前合手推擠，並調節呼吸一～三次，反覆上法練習十次。

B. 坐式

屈髖直體坐於床上，雙腿屈膝外展外翻，足底湧泉穴相對，雙手胸前合十，鬆肩墜肘，均勻呼吸，平心靜意三～五息，呼吸時，雙手握住足背及外緣，頭身前俯，屈曲團身，雙手引拉，雙足向額部靠近，及時頭足相接後，片刻屏息，並默定數。然後，輕輕吸氣，雙手臂放鬆，身體回復至正坐姿勢身體卷曲團身時，頭足相接如圓環一般，肩頸腰腿有緊脹感。反覆十次。

C. 站式

直體站立，預備式同上，屈髖屈膝，雙膝外展外翻，雙足併立全蹲，雙手分別握住兩踝外側跟部。呼氣時，提臀向上，俯身向下、上體卷曲，使額部盡可能靠近雙踝，雙手拉引雙足，使頭足連結，屏息片刻，默定數。然後輕輕吸氣，全身放鬆，臀部鬆落，頭部抬起，恢復自然全蹲式，反覆十次。

【功理】卷曲團身，使行展的肢體緊縮，肩、頸、腰；腿、筋肉都能得到充分的牽張，疏通督脈；帶脈、十二筋經，對腰腿疾病的治療與膀胱、腎經氣機的調理具有較好作用。

7 蕩身除塵

【動作】

A. 坐式

直體屈髖，雙膝外翻，盤腿坐立，雙手交叉貼於膝上，自然呼吸，雙肩兩側上下交錯旋動，膝胯與頭肩對應配合，一側頭肩向下，同時腰胯向上，身體左右作有規則的圓弧形晃動。意想全身沈浸在溫熱或清涼海水之中沐浴、蕩滌，祛除身上的雜污垢塵，反覆練習直至身心舒適為度。

B. 站式

雙足分立同肩寬，身體直立放鬆，雙掌在腹前指揲交叉，手掌貼靠在臍上。頭頸、肩腰、胯膝上中下三部自上而下側向依次左右划弧運動，頭肩左傾，髖左送，膝部右扭，全身自上而下如波浪起落，快速柔動。感念身軀在海水之中，蕩垢除塵。反覆練習，使身心舒適。

【功理】　本節功式為蛇形功收功式，外可蕩滌不適之感，內可驅除邪雜之念，外以調節形體，內側平靜心神，是使練者內外通達，心腎相交，水火互濟的重要措施之一。

(十)盤坐功

盤坐功是龍形功中坐勢練功法。練功時，下肢定勢坐立，軀體以不同形式使脊柱做圓弧運動，以不同手勢和不同發力方式，使形體、呼吸、意念結為一體。使內外協調、統一，達到身心合一狀態，本功法適應性廣泛，效果較佳。

1　預備式

本功練習時，以雙盤腿坐式最好（亦名金剛跏趺坐）。坐時，以右踝內收內靠於左大腿根部。左小腿由後經右小腿前方屈膝內收，左踝置於右腿根部，使兩足掌掌心向上（亦可兩腿相反交置，視習慣與方便而行）。坐時使兩膝與尾閭三處，構成一正三角形，身體自然正直坐立，身體重心落於三角形之中。勿使前後俯仰或左右傾斜。如不能雙盤腿時，亦可用單盤腿坐立（亦名半跏趺式，左腿或右腿小腿置於另一腿小腿上，足掌在膝之上）。不能單腿盤坐亦可用散盤式坐立。最初可採用散盤（亦稱駕馬）式練習。但最終應當用雙盤式練功。因雙盤如大龍盤繞，根基穩固，有益於體內氣機的聚斂循行。

腰身自然直立，兩肩平墜，雙肘鬆垂。兩手手心向上，右手壓左手，雙手拇指端相對，拇指與其餘掌指結成圓環狀。兩手置於兩足交匯之處。

目光注視於鼻端，似是而非，不可過力專注。手心、足心、意識均匯聚一處。

吸氣時，舌尖上頂上顎，呼氣時舌體放鬆下落，一呼一吸，舌尖用力一緊一鬆，口內生津，待津液滿口時，將津液下咽。咽津一～三次即可。

呼吸時氣息出入均勻無聲，輕長細勻。意念光團匯聚於胸腹之前，漸漸忘乎於身體各種感觸。

2 光珠浮沈

【動作】 基本姿勢同前，兩手由下向兩側分舉伸展，掌心向上。漸漸在頭上合掌。經頭正中漸漸下沈至胸前，距胸部約十公分，調整呼吸三～五次。

雙掌在胸前合十，掌心略空。手指向上，掌根向下沈，鬆肩墜肘，身體正直坐立。

呼氣時，頭部及雙掌垂直向下沈壓，雙掌略略用力對擠。軀體自然放鬆，亦隨之下墜，脊柱自然呈後弓狀放鬆。

吸氣時，脊柱自然向升直引起，頭部及雙掌亦隨之上引升浮，雙掌放鬆。如此脊柱一伸一縮，即有輕度響聲。反覆練習十～二十次。

【意念】 感念合十之掌周有隱約光團圍繞。呼氣時，光團下沈，吸氣時，光團上升。意念匯集在呼吸的光團沈浮之間。軀體升降屈伸感觸消失，如龍在海空之間浮沈自然。

【功理】　盤坐式中，脊柱的引伸、沈降、弛張交替，脊間小肌肉群得以充分牽張，彈性柔韌得以加強。從而使筋肉之間氣血循行流暢。同時意念匯聚於雙手，體外使陽氣通行於十指，十指又與內臟各經絡相通，因而有利於行通臟腑經絡之氣。

3 光環流轉

【動作】　動作接上式，雙手在胸前合掌，呈垂直式，手指向上，雙掌相互微力推擠，合掌由下向右、向上、向左、向下作划圓運動。雙掌在胸前運轉划圓，同時軀體左右柔體泿動。運動方向與手掌運動恰是相反方向進行。手掌向下時，軀體向上引伸，手掌向右上升時，軀體向左側下降柔動。手掌向上升轉時，軀體向下沈降。左掌向左降時，軀體向右上升柔動。雙掌由右上升時呼氣，由左向下降時呼氣。如此一呼一吸，雙掌在體前划圓一周，反覆進行十～二十次。練習之中，頭部始終保持中正姿勢。

【意念】　雙掌在胸前匯聚光團，光團隨雙掌運動，在胸前形成光環。初時光環隱約可見，繼後光環明顯，且光色斑斕。身體在自然柔動之中，各種感觸，包括冷、熱、脹、痛、酸、麻等感覺消失。整個身體亦隨之化作光環在環中自由運轉。

【功理】　雙掌和身軀循光團循行進行划圓運動，各部筋肉均呈有序化弛張，十二經絡、帶脈等充分擴張，因此，氣血循環充分，軀體各部陽氣充裕，陽氣實，則虛邪賊風無從侵犯。此法練習預防疾病之效尤佳。

4 流雲側旋

【動作】　雙掌合十正坐如前式。身體徐徐向右後側轉側旋，下盤之腿盤絲不動。身體側向傾倒，儘量使右側頭耳部著於床面，同時呼氣，再向右側方、向上、向正中旋轉，同時吸氣，緩緩回復至正中位。然後，身體再徐徐向左後側轉側旋，要領、要求同右側，唯方向相反。如此左右側旋扭、傾轉，各十—二十次。

【意念】　雙手似化作光團於胸前合十處，光團融匯全身，全身六觸消失。光團在右側起落，飄逸，一呼一吸，氣息如入光團之中。身體如化作飄逸雲光，在雲海中翻滾起落，如龍游行於星空之間。

【功理】　下肢盤坐，上體側傾旋轉，腰腹側旋、側轉動作幅度大，左右經絡牽張有序，因此，有平衡陰陽之效。意念化作流雲，行運於天際之間，將練習者氣息與天地之氣融為一體，故能使心性開闊，天人一體。

5　懸珠深探

【動作】　正坐盤腿，雙掌合十於胸前。吸氣時身體重心緩緩後移，雙掌雙肩用力收緊。雙掌指尖向胸，掌根向前，雙肘在胸前平屈，雙腿盤屈膝部舉起懸空，呈尾閭一處支撐坐立。停息約十—三十秒。然後緩緩落下，恢復原來的盤腿坐姿，雙肘慢慢下垂，雙肩放鬆，雙掌向上轉掌，手指尖向上，掌根在下呈胸前合十狀。同時呼氣，自然調節二—三次。此勢只做一次。

接上式，呼氣，同時身體向前俯，雙掌合十向前下方伸探，至頭頂及下頷部觸及於床面。伸臂使雙手小魚際部也著床面，屏息片刻，同時，身體向左向右側轉動（柔動）數次。吸氣時，身體緩緩回復至正坐位。雙手由頭前方回收至胸前合十。然後上體再前俯深探二——三次。

【意念】　身體呈懸腿團身狀時，意念雙手周圍光團由大而漸變小，光亮度隨吸氣內貫而更為明亮。身軀化作光團懸掛於空中，身心融為一體，尤若火球一般。身體溫熱舒適，如沉浸於溫熱海水之中。

身體前俯時，意念光團集聚於雙掌之前下方。光球尤有深沉入海之勢。身體鬆柔如在海浪之中，伸探時如若在深海中尋覓光球。

【功理】　團身、收腿盤坐，能夠增強腹部肌肉收縮能力。腹部為任脈、帶脈匯聚之處，能通達五臟血脈。本功法單獨練習時減肥之效尤為顯著。

前俯探身時，充分放鬆腰胯。下肢受上體前俯而緊壓。足三陽、足三陰經筋充分牽張。如此起落反覆。下肢筋經氣血流暢，上部氣血向下歸附，有利心神歸於腎海，形成水火互濟之勢。對心火過盛、高血壓病，以及心腎氣機不足患者確有良好效果。

此功可於早晨練習，有健身醒腦作用。每節單獨練習可反覆五十——一百次。配合練習可練十——二十次即可。

呈預備式坐立。雙手結成圓環狀，置於兩足交叉之部。

自然呼吸，全身放鬆。意念光團自頭上往下，貫注於全身，使光明遍滿身軀，有溫熱透明之感。此後即可收功。

雙腿緩緩舒展，伸直腿後，向左右旋動數十遍。然後，用雙手掌搓擦足底部，至有溫熱、舒適感為度。

㈩六合匯集功

本功是盤坐練習法之另一部分。練功時，以坐式，結合各種手印式，取前後、左右、上下三個軸向，對應六方，練身、形意氣歸於一統，可以增長體能和智慧，是龍形氣功中重要練法之一。

1 預備式

雙腿採用金剛跏趺坐（雙盤式）。自然呼吸，身體自然直立。兩手掌置於兩腿膝之上，掌心向上，使全身放鬆，調節呼吸三—五次。

2 天陽沉降

【動作】上接預備式，雙手由下向兩側分展，同時吸氣。雙手由側平舉式再向上舉伸過頭，在頭上合掌，掌指向上，掌根向下。自上而下沉降時呼氣。然後，合十之掌在胸腹前划圓，同時身體放鬆、柔動。上提時掌吸氣入腹，下時呼氣，呼氣時用口吐氣，同時念動「嗡」字，氣浪振動胸腔。反覆十次。

【意念】隨身體運動，意念光團匯聚雙掌之上。意念吐氣時胸腔內振動如雷，全身顫動微麻，身體中之污濁之氣，隨「嗡」聲振動而外弛，全身頓覺舒適、輕爽。

【功理】 本功法，軀體柔動，配合發聲「嗡」字驅除邪染之氣。能促使腠理開疏。有利於肺金之氣的行運。

3 青龍飛升

【動作】 坐式如前，兩掌在胸腹之前相對，指向前，手指自然分張，呈抱球狀。呼氣時兩掌相對擠壓，吸氣時，兩掌向兩側分拉。距胸腹之前約十公分距離。兩掌之間有引力之感，反覆三—五次後，接下勢。

雙手的拇指分別扣壓在無名指與小指上，食指、中指並靠一起伸直，結成劍訣式手形。左手劍訣指向上，手腕下沉向左側方推展、伸出，左肘呈半屈伸狀。右手劍訣式亦指向上，沉腕置於左胸前側靠近左肩腋下。身體盡力向左伸探，頭向左側轉動。雙手指指尖發力，向天上用力上頂，雙目注視左手中指指尖部，直到觀察到好像有細長煙雲冉冉上升。

屏息片刻後，用嘴吐氣，口呼「嘛」音。雙臂及全身，特別是手指有舒麻之感。然後身體回收至正坐位。自然調節呼吸，全身放鬆，雙手掌在胸腹做左右推拉揉球動作三—五次。如此反覆五—十次。

【意念】 雙手在胸腹前推拉揉球時，有光團增大縮小以及有壓力和引力交替出現之感。手印呈劍訣式向左推出，感念手指尖上有一光束，上射入天，手指上方有霧露上升，上接雲海。

【功理】 練功者，左側為東方，東方為蒼龍，蒼龍為震方屬木，與肝、膽之氣相應。劍訣之式是食指、中指伸直用力，其餘指屈曲用力。食指與肝、膽相應，中指與小腸與心經相應。此手印式，使肝、膽與心經之氣與東方之氣相互匯通。肝木之氣，能生心火。肝經氣機旺盛，則心神靈動。因而生氣盎然。

4 赤鳥展翼

【動作】 接上式，調節呼吸，推拉揉球動作之後，雙手拇指壓扣食指，小指卷屈，中指、無名指伸出，結成如意印。呼氣時，雙手由胸腹前部向前平伸推出，手指指尖向上，掌腕在下，手心向前。雙臂用力前推，雙肘微屈。兩手指尖與口等高，兩手之間為兩耳間距離。雙目注視兩指指尖上相交之處（距指尖十—三十公分）以意觀到指尖有紅色霧氣升起。同時，口中發出「呢」音。發音時，口腔中有振顫及舒麻之感。然後吸氣，雙手回收至胸腹前。調整呼吸，雙手來回左右推拉揉球三—五次。如此反覆三—十次。

【意念】 身體向前傾俯，雙手前推時，意念光團在雙手掌之上積聚，光團漸成紫紅雲霧上連於天。回拉時，天陽之氣下貫於全身，揉球時，氣機運達於上下。有溫煦舒適之感。

【功理】 心藏神，為君主之官。中指與心、小腸相連，無名指與肺、大腸相連。此兩指直伸，餘指屈曲用力，有使心、肺氣機壯旺功能。掌指之外聚匯光團，實使天陽之氣與人身中之氣交匯。以達人天合一之功效。

此功主理心神，心氣強盛，則神志清新，生氣壯旺。

5 白虎騰躍

【動作】 雙手同上節動作一樣，在胸前做左右推拉揉球動作，調節呼吸後，雙手拇指扣壓指，中指、無名指、小指伸直，結成蓮花式。雙手向右側方推出，右掌掌心向前，指尖向上，掌根在下，右肘呈半屈伸狀。左手掌置於右肩腋下，手心向胸部，指尖向上翹，手腕沉壓。身體重心向右側移，微向右側傾壓。雙目注視右手指尖直至好似有白色霧絲上升，冉冉騰躍於藍天之中。同時，口中吐「叭」音，胸肺部有顫動和舒麻之感。

【意念】 身體向右側傾壓，雙手右側推出時，感念右手指上有白色光團及霧露上升。漸漸光團在右側積聚增大。

回拉呼吸揉球時，感念白色光團回收浸漬全身，且手掌心部有彈力與吸引力感。

【功理】 右手指上匯聚白色光團，並引伸白色霧露之氣上升。內氣外發，天陽之氣內引。內外氣機融匯，有利於人體內外氣運協調。

6 玄武振浪

【動作】 坐式方法同前，雙手揉球之後，雙手中指、無名指卷屈壓於掌心，結成降魔手印式。手心向上，拇指、食指、小指指向天上直伸用力，雙手由前向後內轉內旋，雙臂盡力向後上方托帶，軀體向上引伸，兩肩向側後展沉，擴胸，頭正直頂部向上用力，同時吸氣。呼氣時，全身放鬆，軀體鬆柔，略前弓，雙臂緩下落。同時口吐氣並發「咪」聲，聲細微振動腰背，且有顫動及舒麻之感。

如此反覆三—五次後，雙手再回至胸腹前左右推拉揉球，調節呼吸，連接下式。

【意念】 雙手後伸時，如背負重物，手中如托紫藍色光團。光團上連雲天、下連腰背。全身脹滿，如氣機鼓蕩。全身如負力千斤，尤如沉重之泰山。呼氣後，全身鬆柔如浸在海浪中，任其漂蕩的龍蛇之身。

【功理】 拇指、食指、小指直伸用力，可使胃、脾、肝、膽、腎、膀胱氣機旺盛而外放。雙手指上匯聚紫藍色光團，使天陽之外氣，與體內之臟氣交匯聚合。藍紫色歸屬於腎，意念加強此色，有豐壯坎水之意。口吐「咪」音，聲沉下墜，振顫腰背，腰為腎之腑，因而有鼓蕩腎氣之功能。

7 柔體托天

【動作】 坐如預備式，然後吸氣，雙手掌心向上，先指尖相對，由腹臍前向上捧提，提至平胸時，雙手指尖向前外轉向，轉腕，呈掌根相近。掌過下頜後，雙手虎口相對，構成圓形，掌心向上，呈托舉之勢，雙臂上舉、直伸。帶動全身上引伸展，雙目由虎口之間向天上望去。屏息片刻，同時，全身左右柔動軀體。呼氣時，全身放鬆。雙手由上往下沉落，並反向轉腕掌，呈指間相對托球之勢，停於腰腹之前。如此呼吸、提落，反覆三—五次。

屏氣時，喉間發「哞」聲，使之振動在頭腦間，音為「哞」字。

【意念】 雙手如托五色光球，上入雲天。雙手上托光球時，全身發勁，如有光柱連接天地之間。天陽之氣順光柱向下貫注。體內之氣，順光柱向上引發。氣運似有上下交流，融匯之勢。

【功理】 發「哞」音，內振腦海，使體內陽氣興旺。有除垢補腦功效。拇、食、小指的伸張，則可引發脾、胃、肝、膽、腎與膀胱經之氣外放。中指、無名指屈卷用力，則可使心氣、肺氣內固。本功有固陽、除邪、強腎之力。故長練此功，可延年益壽。

㈩靜 功

動功為振陰之術，而靜功則為興陽之法。動是保持生命發展的重要方面，靜是維持平衡不可缺少的重要環節。動有形，容易為人們認識易於尋求規律，而靜無形，不易為人們注意，因而易忽略其規律，所以動易，靜難。

古人對靜的認識理解很深，認為靜是生命之根，而且也是生命活動發展的基礎。老子《道德經·致虛極章第十六》「致虛極守靜篤，萬物並作，吾以觀其復，夫物芸，各歸其根、歸根日靜，靜曰復命……」就指出了靜對人的生命活動多麼重要。要作到有規律有秩序，有良好效應靜的方法就是「靜功」。

動功與靜功相伴而行，才能促進體能、智能與長壽，「龍形功」訣中「動中求靜，靜聚全神；靜裡存動，動生萬物」，就闡明了動與靜結合的關係。動功、靜功各有所長，也各有所短。若能有機配合，就可收到良好效果。練功宜以動功入手，動功側重於形體，而較少集注於「心神」。靜功則側重於「心、神」，較少注重形體。形體之動在外，心神的動在內，外動時，必須要內靜，內動時則必須外靜，這樣才能有效地促成生命活動的穩定與發展。

動功表現在外，為表，容易學習和掌握，故被人稱作健身捷徑，或謂「方便法門」，靜功反映在內裡，不太容易學習和掌握，被人稱為「立妙法門」。人的先天本能為動，學習動功，可以通過眼、耳感觀來識別，印象深刻，容易模仿，功效易於表現。

靜往往受後天生活習慣與教育方式影響，學習靜功，只能意念體驗，印象往往模糊，而不易掌握。另外，人的意識對形體運動的支配與控制就容易培養、鍛鍊，而對內部臟腑的支配與控制就較為困難。動功鍛鍊意識與筋骨協調，靜功則要求意識與臟腑活動一致。靜功重在練「心」，「心」為君主之官，神明出焉……。「心靜則明」，外形的靜是促進心靜的一面，而心靜的「恬、淡、虛、無」才是靜的根本所在。龍形功中的靜功，就是強調內心靜，並以虛、無為根本。

老子《道德經》二十一章「孔德之容，惟道是從，道之為物，惟恍惟惚，惚兮恍兮其中有象，恍兮惚兮其中有物，窈兮冥兮其中有精，其精甚真……」指出了人體生命活動興旺持久的保養方法，就是要盡量減少人的「心力」消耗，保持心神不過度悵相的窈冥狀態，造化人身精華物質，因而從理論上講明了「心靜」的重要性。

「心靜」不但可省化人體能源物質，而且也能促進能量的儲備，對生命活動過程有重要意義。要達到心靜境態，應以虛無為綱，形體虛、柔；氣息虛、勻；神意虛、淡。虛是靜的重要內容，虛可轉化為實，無可以轉化為有。人的生命活動總是在虛、實、有、無中轉化運動。人生之中，由於多種原因，實、邪雜念偏多，因而陽氣容易外泄、耗散。常存虛、無、靜態，即可求得動靜、虛實的平衡發展。為使陽氣內養，必須心、神恬淡，內外自然。所謂自然，不但指體內流行的真氣，而且也指天地運轉的外氣。心、神恬然要使自然之氣流行往復，不受阻礙，行動時，著意要適中，過分則易傷陽損氣；著意不及，又容易迷蒙昏沉。

龍形靜功以清淨、自然為本，不貪不求，功力自然養成。不嗔、不痴、身心自然輕鬆自如。不求功力，自有奇效；不求周天呈現，周天流轉自然圓滿；不求丹田，鉛汞相求，自有生機盎然。一切從自然入手，在自然中發展，在自然中壯大。拔苗助長，著意貪求練功，不但無益，及而有害，實為龍形功練法所不取。

靜功可在站、坐、臥、行各種形體姿態中練習，唯求身形自然、舒適、持久。但心神集散法則有所不同。現將集散分敍如下。

●雲霧洗髓法

採用站、坐、臥式均可，盡力使身體鬆柔，但不可卷縮、萎靡。呼吸自然，吸氣用鼻，輕輕勿聲響，呼氣用口均勻不發聲，吸氣時舌尖輕輕上頂齒根，呼氣時舌體鬆落，舌尖一起一落，口內生津，不時咽津入腹。練功時能咽十次以上，則可達練津化精，練精化氣，練氣化神，練神還虛之效。練功須使神氣相合，呼氣時，感念身體自上而下逐級放鬆，如身體從水中浮出。或浮雲自天而降，繚繞全身。吸氣時意念海水或雲霧自下而上漸升漲，浸沒全身。一呼一吸，感念一漲一落，神意起落，如存身於浪濤雲霧之中，神意飄逸如臨海空之間。

練到一定程度，身軀猶如逐漸消失，僅有海潮、雲霧起落，身心均匯聚於雲霧中。化實為虛，練後如沐浴洗髓，身心輕快，舒適怡然，妙趣無窮。

沐浴之法，專為蕩滌身心，辟除雜、邪穢亂之氣而設的一種練「神」之法。晚間睡前，可助陽歸形，以利心靜。晨間或日中習練此法，可使陽氣內聚，更使心神清明。

初學時，為辟除雜亂邪思，練功可側重於呼氣，同時身體自上而下放鬆，感念海水雲霧下落，吸氣任其自如。

陽氣內聚，練功側重於吸氣，感念海水、雲霧自下而上淹沒全身，全身亦隨同有壓迫之感。

為使陰陽起落、平衡、穩定，呼吸之時，以雲霧起落來配合，但不要拉長呼吸，務須呼須自然。感念也不要過分，起落幅度不要太大。

●光明透照法

以坐式練功，練功時擇清淨舒適之處，盤膝自然而坐，尾閭與雙膝成三角形，身體端正，重心置三角形之中，不傾不仰，頭、肩、背、腰自然正直，不卑不亢，身形端正，以利練功持久。雙手自然鬆垂，置於腹前。雙手拇指、食指結太極環近似圓形，其餘四指互相間插抱握。雙目輕閉，作注視鼻準之想，吸氣輕輕，用鼻，呼氣均勻，用口，舌尖隨呼吸一頂一鬆，口內生津，後徐徐下咽入腹。閉目視鼻時，心力集注，漸漸感有日月之光，耀其面額，並有溫熱之感。慢慢將目下視，白色光團可緩緩下移，以至全身有光耀、溫熱感。由上而下，反覆十數遍，則全身毛孔開張，邪雜之氣自然避除。身心舒暢恬愉。

練功時，因身體氣機行運狀態不同，注視白色光團時往往有不穩定狀況，有時黃色，有時紅色，有時藍色，出現這種情況後可調節呼吸，力求自然，同時可微張目，而後，再閉目注視以待白色光團集聚行運。

另外，白色光團下移透體時，開初不要求快，光團大小濃淡，不要過分追求。練習久了，光團自然明亮透徹。練習此功時，呼吸要力求自然，避免加意深長呼吸。

另外，在治療自身疾病中，可將日月光團停聚在特定部位上。如頭部有病者，則可凝視光團注於雙足湧泉。若腿腳有病，則可凝視光團注於頭頂百會。取氣運上下左右對稱之義，使注視部有溫熱與光明感。

●五色內蘊法

此功多在睡前練習。坐勢如「光明透照法」，雙手可以自然扶於雙膝上。呼吸自然流暢，鼻吸氣，口呼氣，吸氣時舌尖輕輕上頂，呼氣時舌體放鬆，一鬆一緊中，口內自然有津，津滿後引咽入腹。同時意觀五色光彩，自上而下，或由下而上照耀全身，身心內外，盡皆色光布滿。方法如下：

先閉目垂帘，意觀面前漸起紫紅色光團，並漸至由上而下貫運，光團行運處，身軀常伴溫熱舒適感。反覆五至十遍。本法對心血虛寒者，有增溫興陽之效。然後，用意觀頭頂上有紫綠色光團，自上而下貫運，並常伴清涼、舒麻之感。反覆五至十遍。此法對筋經不暢患者，有舒筋通絡之功。再用意觀腦後白色光團自上而下貫連運行，光團行運處，常伴輕快飄逸之感。此法對呼吸不暢，肺氣不悵患者，有開張肺氣，疏理肌膚作用。反覆五至十遍。然後再用意觀雙足黃色光團由下而上透達全身，光團行運處，常伴沉緊滾壓之感，此法對脾胃不調，飲食不佳患者有開胃、醒脾的作用，反覆五至十遍。

最後，用意觀尾閭部紫色光團由下而上行運於腰腹，光團行運處，常伴跳竄之感。此法，對腎氣不足患者，有補益腎陽的作用，反覆五至十遍。每次練習，依次意觀、行運，可使五臟調和，氣機順暢。每次行功，咽津次數極為重要，每一色相，咽津至少不少於三次。若單觀一種色相時，要求咽津在十次以上。

五色，乃為五臟之氣所化。赤為心色，綠為肝色；白為肺色；黃為脾色；紫為腎色。觀念五色之光，是以心神（心為君主之官）調運氣機，使臟腑氣運調和，百脈得以順暢，全身功能協調平衡，因而促使正氣充盛，外邪不致內侵為害。

靜功方法較多，「龍形靜功」則大體有此三法，均以光、色、境、象為外緣，使心神與景、色相結合，能夠斷除各種思慮雜念，使心神迅速進入恬、淡、虛、無狀態。這種景象，為光、為色，似有非有，似動非動，靜而易守，境遷變移時不使神思散亂，境集聚合時而又不使人執著貪迷。

練習靜功過程中，下列幾種狀況最易出現，一旦出現便用相應之法消除。

一是心神散亂，表現在氣機行運過於激亢，對周圍事物過分敏感，以及氣機的無序運轉。要改變這種狀態，首先要選用適當的身體姿勢。避免身體姿勢過分仰，避免緊張與過分用力。另外要以閉目方式來防止心神與外景攀附、聯繫。讓意氣淡漠，不追求意景，多注意呼氣，配合全身放鬆，默念「鬆靜」二字，調整之後，再觀想色光景相。神亂時必須時時斷滅剛露頭的雜念。在呼吸時，默念「歸正」二字，吸氣時轉入觀想景相。當該程序逐漸定後，再發展到呼、吸全程中保持正常觀想狀態，則邪雜念意自然斷滅。

二是心神昏沈，昏沈常反應氣機行運功能低下，對正常意境感應遲鈍，陽氣升舉無力等等。要克這種現象，必須矯正體姿，防止過分鬆、軟、屈、俯、低頭。同時，可採用張目的方式，使陽氣升張。昏時陽常不足，沈時陽氣下陷。昏時張目，注視額前頂上，使氣聚集頭頂，同時默念「生」字。沈時微睜雙目注視雙足，並順序由下而上，同時默念「舉」字。如此，反覆數遍昏沈之相立即排除。散亂昏沈是靜功練習中的大弊之一，時時可有發生，只要一出現就應立即選用對治方法，始終保持正念觀想，使色、光、景相長久不衰，則心性得以陶冶，臟腑調和，身心安泰，人的體能、智能、持久之能會得到良好發展。

六、龍形功採氣法

氣有清濁之分，人要不斷地吸取清新之氣，泄除邪濁陳舊之氣，吐故納新以保持機體的壯旺生機。天地運轉常變，故有春夏秋冬之分，故有「風、寒、暑、濕、燥、火」六淫之氣。善於養身調氣者，必須經常合理採氣，避除「虛、賊、邪、風」，生養浩、長、清、正之氣。正氣充盛，則外邪不能侵體。日運行天空有23½度偏轉角。南、北半球不盡一致。日之位置高低，直射與斜射不同，陽光照射強弱不等。四季變化，六淫之氣不同。

春季日之位靠中，運行漸漸由低至高，由斜射而漸至直射，陽光由弱而強，陽進陰退，漸暖，生機盎然，萬物始生。

夏季，日之位置高，陽光直射，陽盛陰弱，故而燥熱，萬物秀茂。

秋季日之位置由高至低，陽光由直射漸變為斜射，陽退陰進，氣溫漸冷，生機蕭殺，萬物結實。

冬季日之位最低，陽光斜射，陰盛陽弱，天寒，萬物潛藏。

地上生物隨天地運動而現生、長、化、收、藏變化之象。人體機能之氣一面依賴於天，另一也依賴於地。善於養生者，不但要會選擇天時，而且要選擇地理環境，充分接納有益之氣，排出污濁之氣。依據人的秉職、體質、地理、時間等不同因素，可運用下述方法採氣。

(一)日月光華

日月星辰為天之四象，主理陰、陽氣之變化。一切光及顏色，皆出自於日月星辰，氣的強弱純正，聚散流行，也隨之而行運變化。眼目為人體臟腑之精華，心、肝、脾、肺、腎之氣均會聚集於目，眼目為五臟之竅，收萬物之色相。同時眼目也是體內氣機向外散發之部。故眼目是平衡內外環境的重要所在。眼目接受日精月華之氣能夠充實和調整體內氣機功能狀態。其法如下：

【練功程序】兩足分立同肩寬，全身自然直立，放鬆，兩臂斜向下自然分展，手掌與臍齊平。呼氣時身體鬆柔前俯，掌心向前下方，對向地面，雙目微睜，注視旭日東升。吸氣時身體鬆柔後仰，雙掌向前翻轉，掌心對日。雙目注視紅日，同時舌尖上頂。吸氣用鼻均匀細長，呼氣用口緩緩輕吹，舌體鬆落，呼吸之間舌體一緊一鬆，口內生津，將津液分次下咽入腹。雙目注視旭日時開初紅光透亮，後漸有藍色光團遮避旭日，同時日周天際有紫紅、黃橙、藍綠色光變幻，由小而大漸漸滿佈天空。

如此反覆練習，直至旭日四周五色光芒出現，停止軀體柔動。然後自然站立，雙手掌輕貼於小腹部，閉目養神，自感有紫色光團自上而下透照全身。當眼前光團感消失，全身溫熱舒適後，即可收功。此功宜在早晨旭日初升時練習，初學者切忌在陽光明媚時練功，以免灼傷眼底，影響視力。

【功理分析】 春季陽光柔和，有利於人體氣機升發，特別有利於肝氣不足，或肝膽經絡久通暢者。春季採氣練形多培補肝膽之氣，以卯時練功為最佳。

夏季陽光充盛，有利於人體氣機運達，特別有利於心氣不足，或小腸經欠通暢者。夏季採氣練形多補心火之氣，練功以寅時為佳。

秋季陽光漸弱，人體氣機暢和，特別適宜肺氣不足，或大腸經絡欠通暢者。秋季採氣練形多補足肺氣，以卯時練功為好。

冬季陽光柔弱，人體氣機潛藏。特別適合於腎氣不足，或膀胱經絡欠通暢者。冬季採氣練形多補腎氣，以辰時練功為好。

陽光中有紫外線紅外線等光線，更有人體中不可缺少的各種粒子能。太陽能通過光傳送至地面，各種生物以此能量生衍繁殖，人體也依賴這種能而生存。眼目接受光的反應最敏感，光能物質刺激，能夠引起身體內各種生理效應。適時採光，能使人氣機運轉有序化。

採月華之氣。形式與上述基本相同。只是練時在星空清晰，圓月浩潔的夜晚進行，一般以子時或酉時為佳。練時眼也有色光變化感念。開始浩亮的月面會漸漸變紫、變紅、黃等色。且周圍星空會由清晰而漸變模糊。月周出現五色光輪時，閉目，身體自然直立，自感有光由上而下照徹全身，身心舒暢、輕飄、溫熱後，收功。

日屬陽，月屬陰，日雖為陽，其中也有陽、陰之別。月雖為陰，其中也有陰陽之分。一年中十二個月，前六個月，即十一月至四月為陰中之陽，四至十月為陽中之陰。人出生各有時日，因而受月華影響不盡相同。為培補本氣不足，下半年生者，應多在上半年採練月華之氣。上半年生者，可多採練下半年月華之氣。一般為求精確，按八卦對應原則選擇對應月份以補先天不足。有人將十一月配五月，十二月配六月，一月對七月，二月配八月，三月配九月，四月配十月，搭配採練，此說可否尚待研究。

月是地球的衛星，陽光折射至地面，它的光能柔和，易被生物吸收，它的引力場也可引起地面生物各種變化。人受月華影響，滿月時精力不易集中，容易躁動，體能下降。人們選擇一定的時間，特定方位，採集月華，補足自身不足就能使人體氣機與星球的運行同步、協調，保持氣機運行的正常時序。

(二)綠林翠木

陰陽之氣交匯於地，能化生萬物。木得調和之氣，生化無窮。木得天地正氣幹枝正直挺拔，如蒼松翠柏。木得陽升之氣則枝繁葉茂，青翠嫩綠。林木得東方之氣則體長秀美，得南方之火氣多茂密而早郁，得西方之金氣壯而有勁力，得北方之水氣多韌而卷曲。

林木中，蒼鬆翠柏能適應五方生長，具中和之氣，故能長綠而不凋落。因此採杯木之氣以鬆柏常綠之樹為佳。

【練功程序】採氣時，雙足開立與肩同寬，身體自然直立，雙手置於體側斜下舉，手心向前，面對樹幹約一・五——一・六公尺遠。雙手呈環抱姿勢。雙目注視樹幹或茂密枝葉。用鼻輕輕吸氣，同時舌尖上頂齒根。用口輕輕呼氣，舌體鬆落，反覆呼吸口內生津，咽津入腹。全身放鬆，此時會有清新舒暢霧露之感自上而下貫注全身，同時會有微風吹拂的推拉晃動之感覺。咽津十餘次後，全身由清涼變溫熱，或由煩熱而變得清涼。收功，輕搓面顏，雙手分指梳頭，搓耳十餘次。

【功理分析】採氣，要選擇在林木旁側，半暗半明之處，不可在密林深處。林木晨間呼出氧氣，負氧離子較豐富，對人氣體交換有良好作用。而密林深處積存碳氣多，對人氣體交換不利。練功可先試採，若呼吸感到自然舒暢可繼續進行，若感到呼吸沈悶，腐臭之味，就應立即停練，另外擇地行功。

霧氣較重或雷電交加時不宜在林木採氣，因霧重時空氣中塵埃重，容易導致污濁氣入肺，雷電時，空間陰陽電荷容易交匯，導致體內生物電紊亂，且有觸電危險。採氣最佳時刻是雨後，因林木經雨中沖洗，空氣清新，負氧離子最豐富。

林中之氣通於肝，因而肝氣不足，經筋不甚發達者，可多用此法練習。木氣旺於春，故可在春夏之季採林木氣以補足肝膽。若肝木不足者應重在春季採氣，若陽氣不足則宜夏季採氣，若剛健之氣不足者可於秋季採氣。堅韌之性不足時，可於冬季採氣。

㈢靈山奇石

大地外在表面之物除水木之外，最多的就是土、石，人們生存就在土石之上和土石之中。地屬陰，陰中之陽為山為石，陰中之陰為土為泥。人生存在陰陽調和之地，則五臟安和，七情舒暢，土肥而沃，生育萬物。

靈奇山石常有光艷、異彩，色光耀目，常能使人情性異樣，或有耳目清新，身心飄灑，留連忘返之感。山石中精品為岩為玉，岩玉集天地造化，有綠、黃、赤、白、黑五種顏色，大地因氣機變化，也有赤、黃、綠、白、黑五種土壤。岩玉、土壤所以有形體性質和色調之差，是因所含的鈣、鈉、鉀、鐵、鎂、金、銀、鋅、錫、錳、鐵等元素組成成分和結構方式不同。人在外周條件金屬離子的影響下，體內各種離子要產生相應的運動變化。條件不同，影響各異。同性相斥、異性相吸，人體中微量元素也不例外。

當我們處於不舒適環境時，體內離子多有不調和狀態。處於身心舒暢、豁然開朗之地，多有促進體內離子運動的艮好條件。

【練功程序】　採用站坐之法均可，身體直立，自然放鬆，兩臂斜下分開呈環抱之狀，面對岩石、奇山。雙目微睜，注視自己最喜愛的山石部位。用鼻輕細吸氣，舌尖上頂，意念鬆靜後會有推壓之力自上而下貫注全身。用嘴均緩吹氣，舌體鬆落，感念全身自上而下鬆柔，如有輕浪搖動，微風吹拂。

呼吸反覆之間口內生津，清涼甘潤，及時下咽入腹。若津液有苦澀怪味即應唾棄。反覆行氣之間，身體常有伸縮之感，漸至膨脹到與上石等高，與岩石同色，與山石等大，或自身與山石消溶一處之感。口內津液下咽十數餘次即可收功。

【功理分析】山石為有形有象之物，故屬陰，黃色山石，與脾經相通，脾胃虛弱，筋肉萎弱者，可採黃山之氣以補脾陰。腎虛所致脾弱者，宜選用黑色山石為採氣對象。因肺氣虛弱導致脾土不足者，可選白玉之山石為練功採氣對象。因肝虛導致脾弱者，可選用綠色山石為練功對象。因心氣虛弱導致脾土不足者，可選用赤山紅石作為練功對象。脾氣虛弱以各色山石作為採氣對象，以求外境與內景相互感生，使內外微量元素統一協調，以促成生化發展趨象。採集山石之氣，可不拘時辰，以思緒清淡舒適為準，生內外感通之妙為度。

(四)花草幽香

花草得天地中和之氣，因有靈妙之氣而獲美艷奪目之色，撲鼻傾心之馨香。花的不同顏色，多由土質中酸鹼成分不同構成。花的馨香，多由花草中吸附和生成的揮發性物質不同形成。色、香物質有特殊滲透能力對人體生理功能有很強的刺激作用，對體內各生理系統，組織細胞活性都有調節作用。

各種花香都含有特定的芳香物質，這些物質彌漫空間，經呼吸道進入肺部，再進入循環系統，起生理功能調節作用。

【練功程序】 置身於花叢中或面對花草，採氣用站式，用鼻深長吸氣，舌尖上頂，用嘴輕勻吹氣，同時全身放鬆，自上而下波浪微微柔動，感念馨香之氣自上而下，貫注全身，身體腐臭之氣自上而下泄除體外，身體馨香之氣逐漸濃烈，身心舒暢，微熱有汗時即可收功。

【功理分析】 花卉幽香通於肺，肺氣虛陷、腠理不開者可用花香調養身心。各種幽香因所含揮發性精油不同，對人體影響也各不相同，因此，養身調性要因香氣不同，各取其宜。同一花卉之氣，有人嗅之感到身心舒暢，有人會感胸悶氣沈、疲乏無力，有人會昏沈嗜睡，也有人會煩躁不安、情緒激動等等。都因花中揮發性物質進入體內引起生理反應，這些物質雖然量極微，但調節影響卻很大。

春季蘭花香氣，開竅解鬱，生萌春意之氣尤濃，舒發肝氣，有利於通達筋經氣機。

夏季荷花清香，醒腦明目，清涼之氣顯著，調節心氣，有利於除煩熱，通暢小腸氣機。

夏末桔橙花香，竄散通竅，透發明顯，通行肺氣，開舒皮毛發汗解表。女貞花，濃郁振奮，聚斂氣較重，能醒脾壯腎。鬱金香，花香濃烈，夜間散發，陰中育陽，常能振奮腎陽之氣。

秋季桂花，香可滲透心脾，滋潤氣較重，培補心、脾作用明顯。

冬季臘梅，舒心悅目，香氣濃郁，吸入鼻肺有透骨入髓之感。故有調達腎氣、強壯身心之感。

另外，水仙花、金銀花、梔子花、木蘭花、米蘭花、薄荷、射香草、香茅等均有異香撲鼻，皆能通經透體，調節臟腑，有行氣活血之功，為花卉中珍品。

在花叢中練功採氣，鼻與花的距離不可太近，因花粉與小昆蟲容易隨風飄逸，一旦入鼻進肺，非但無益，反而為害。因此，練功時距離一至二步。另外，花卉之香，散發各有時辰，練功要在香氣最濃之時進行，錯過時辰，氣勢微，功效欠佳。

㈤江河湖海

水、火、土、石，為地上四種基本物質。水是萬物生長繁盛的基礎。草和木為胎卵生長、化生都必須依賴水氣。水存於天地之間，因陰陽偏衰不同，水氣存在形式也不相同。地陽之氣旺時，水氣上升化作雲、霧。天陰之氣下降時，水氣匯聚為雨、雪、露、冰、雹。水氣聚集流行於地面，形成江、河、湖、海。聚積的水流行運動中不斷向四周擴散，同時又不斷匯聚，如此循環往覆，永無休止。

水氣的不斷流行變化，成為人體生命中不可缺少的物質。水在陽氣上升過程中，產生大量的負氧離子，散發於空間，同時也將溶於水中的一些揮發性元素擴散於空間。在這空間中，人們接受不同成分的水氣，因而產生不同的生理效應。氣溫高，水氣充足時，水的升發較多，運動速度快，負氧離子含量豐富。如激流瀑布，樹木茂密水源豐富，水質晶瑩地下有溫泉湧出之處，都能使人有舒暢、清新宜人之感。

水氣充足處，空氣清新，不感氣悶，濕度適中。因此，流速急快的河流大灣、漩流，或瀑布飛瀉之地；海潮起落拍岸擊石之處；山泉、溫泉水面有氣上升之處，均為採氣練功理想之地。

【練功程序】　自然站立，雙臂斜下方展開，手掌向前，雙目半睜半閉，注視水面。吸氣用鼻輕勻深引，呼氣用嘴細緩長吹。全身隨呼吸起落上下輕緩柔動，同時感念清涼之氣，自上而下浸漬全身，污濁之氣隨呼氣而出。身體慢慢有沉重或輕飄感。同時身體有浪濤衝擊、起落柔動現象，持續到咽津十餘次，身體的異常感自然消失後即可收功。

【功理分析】　水與人體的腎相通，腎主水氣運化。腎氣不足，筋骨萎弱無力者，宜以水氣調養。採湖海江河之氣，就在於培補腎元。

腎陰不足者多有腎陽亢奮症象，春夏水氣重而易蒸升，此時採氣，有益於腎陰不足。腎陽不足者多現萎弱重滯之症象，秋冬陽弱水氣輕而易散，此時採氣有益於腎陽不足。夏日養陰、冬日養陽，將天時陰陽與地氣陰陽互相配合，陰陽抱合，體內氣機始終旺盛，腎氣不至偏衰。

七、龍形功診斷法

㈠形色辨證

人生存於天地之間，各種條件不同，形成人的氣質狀況差異，表現不同個性特徵。按唯象分類，人有群落規律。中國古代已有經驗記載。《靈樞經》有「天地之間，六合之內，不離於五，人亦應之。故五五廿五人之政」。過去人們認為物質世界由金、木、水、火、土五種基本物質組成，人也離不開五種基本物質。現代科學研究證實人體由各種元素構成，其構成廣度和深度甚為複雜。

地球表面有大氣層空間，大氣層環境是人生存重要條件。人因先天及後天條件不同，氣體平衡狀態不完全一致，因此表現出的氣質色象也不盡相同。

氣質是人的形體與功能的外在表象。這是人體物質組合比例及其變化規律的外在反映。形態，伴隨相應的功能。同時，功能通過形態結構來表現，二者相輔相成，相互為用，相互制約。因此，氣質不但能夠表現形態特徵，而且也可反映功能活動規律。

《內經》中指出「有諸內，必形於諸外」、「氣血之所生，別而以侯，從外知內」這就給取象分析，認識人體氣質分類奠定了基礎。

頭為百脈匯聚之首，五藏、六腑、十二經絡，無不與頭面相聯，五臟六腑在頭部均有開竅之所，五官的形體、大小、比例、色澤均可反映人體氣脈循行的陰陽、表裡、寒熱、虛實、生克制化關系。《靈樞經》中有「五官五閱，以觀五色、五氣者，五臟之使也。五官者，五臟之閱也」。氣功診斷，歷來對頭面部形色分析極為重視，是氣功診斷的重要方法之一。

(二)頭面形色分類

氣功診斷之中，望診為重要方法之一。古人云「望而知之謂之神」。望診先要確定頭部形態，再分析顏面各部色澤，依據形態與色澤匹配狀況判定人的體能、智能、性格、生理、健康等方面特徵。古時五行學說將人分為「木、火、土、金、水」五類。過去的論述是根據形象類別，沒有準確的度量方法。為進一步研究這一理論方法，我們測定了我國各種人的頭面比例關係，依據不同比例分類，可分為小長面、錐形面、圓面、方面、棱突面等五種頭面類型。證實五行分類是一種客觀的唯象分析理論。同時又依色調及光澤差異分析人體氣血勝衰變化與氣質的反應關係。

●**小長面形：**

這種人面部皮膚顏色以青蒼色為主，皮膚光澤明媚滋潤者，表現為臟腑生機旺盛。若光澤暗淡晦澀，多表示臟腑生機不足。若面部青蒼色，伴有輕微泛紅者，表示心血氣機壯旺，具有木、火兩種類型的生理特徵。若紅色重，而光澤暗淡晦澀者，多提示體內有燔灼熱症存在。若面部顏色均勻白潤，多表示肺與大腸氣機旺盛，具有木、金二型的生理特性。若面色皎白無光澤，狀如粉塵者，多提示體內肺氣不甚疏暢。面色淡黃均勻有光澤，表示脾、胃氣機壯旺，具有木、土二型人的生理特徵。若面黃色重，而又無光澤，暗晦如泥者，常常提示脾、胃運化機能低下，體內多伴水濕阻滯之症。面色淡黑均勻，光澤明媚，表示腎氣充實，此種人具有木、水兩種型的生理特徵。若色黑不勻，光澤衰少暗晦者，多反應肝膽之氣不足，腎水外泛，水火不濟，多有筋經攣急，或骨節屈伸不利之症。

不同年齡，小長面型者色澤也常不同，這與生長發育過程中氣機運化盛衰有關。兒童時期（一至八歲）面色以淡紅均勻為主，間有輕微青蒼之色（多分布在額、耳門頰部及下頷部）。這一階段中表現有火、木二型人的生理特性，且火型特徵偏多。少年時期（八至十六歲）面部顏色青蒼與淡紅均勻分布，表現火、木二性特徵。青年時期（十六至三十二歲）面部顏色蒼色為主，木性特徵突出。中年時期（三十二歲至五十六歲）面部顏色青蒼之色減弱，光澤下降，面有晦暗、黃色隨年齡增長而加重。表現為土勝於木的生理特徵。老年時期（五十六歲以上）面部蒼色減弱，光澤消失或減弱，皮色枯槁，逐漸表現為粉塵狀，且常伴黑色斑塊或斑點，金、水的特性漸漸勝於木性特徵。

四季，因天地生化機運不同，人體之氣亦有變化，面部色澤也會表現不同。春季，青蒼之色明顯，有光澤，面色明潤，此時提示生性機旺盛，筋經舒暢條達。夏季，蒼色中常伴紅潤，光澤明亮、滋潤。木性生機與火性熾烈的特徵明顯，因此表現心性活潑、筋經快暢。秋季，蒼色中常伴淡黃，光澤減退，面部略顯粗糙，土勝於木，肢體稍有沈重及筋經不暢之感。冬季蒼色中常伴均勻黑黃，光澤稍暗，有枯澀感，表現土、水二氣特徵。因水為木之母氣，故此時氣機充實。脾、胃、腎氣往往偏盛，多有長肉、壯骨之象。

不同年齡及不同季節中，小長面型人面部不宜過多白色，按金剋木氣原理，白色重時為金氣偏盛之象，此象多表示本氣不足或有病邪侵體。

一日中，早、午、晚、夜有陰陽變化，人的氣色亦有變化。早晨青蒼之色重，光澤明媚。中午青蒼中伴泛紅，光澤明潤可見。晚間青蒼中伴淡黃之色，光澤較差。夜間青蒼中常有暗色，色澤變化隨時序表現各異，是人天相應的順象表現。

●椎型面

此型人肌膚多均勻淡紅，光亮明潤時，反應臟腑生機壯旺。若色澤深重集聚，暗晦澀滯時，反應臟腑功能失調，若色紅過重時，為心氣外揚，有邪熱侵體。此型人若面色明潤蒼青，則有火、木二型人特徵。若面色深重光亮時，反應脾濕過甚，心血不足。若色重又無光澤，提示胃氣虛弱、宗氣虛陷。面色乳白，光澤油潤時為火形金性，兼有火金二型人特徵。若色白而無光澤，狀如粉塵，多有心血不足，肺氣虧損之症。色黑均勻有光澤，狀如脂羔為火形水性，兼有火水二型特徵。色黑而有團塊斑點，光澤消退，狀若草灰者，多為本氣不足，腎氣外泛，有心腎不調之症。

不同年齡，面部色澤不同，兒童時期，膚色紅豔光澤明媚，狀若鮮果。少年時期赤色漸淡，光澤減弱，狀如水玉透紅之色。青年時期，赤色局限欠勻稱，光澤減弱漸晦暗。中年時期，赤色減少，黃色增加，光澤消退，狀如布帛。老年時期，面色深褐，光澤盡退無華，有晦澀之狀，如枯槁之木。若形色匹配反常時，多提示有隱伏疾患。

四季中，椎型面人色澤也不同，春季面部淡紅而兼青蒼，光澤隱匿，狀如布帛。夏季赤色分布均勻，光澤明顯，狀如羔脂。秋季淡紅而兼白色，光澤收斂，狀若玉中之色。冬季泛紅清淡，且伴黃白之色，光澤暗晦，枯槁之狀。

一日中，晨、午、晚、夜色澤變化亦如四季。

●圓面型

此型人面以黃色為多。顏色均勻淡薄，光澤明潤，反應臟腑氣機調和，經筋通暢，若黃色深重失卻光澤時，狀若泥多提示本氣不足，色深肌膚光澤明顯，有反光多有水濕積聚之症。黃色兼有均勻淡紅，反應母氣壯旺富有生機，為土形火性，兼有火、土二型人特徵。若面部紅色深重，分布不勻，肌膚光澤且有光亮之感時，多提示有邪熱蒸薰之候。面色淡白光澤秀麗時，為土形金性，兼有土、金二型人特徵。若色呈皎白之狀，光澤不足，皮膚晦澀時，多反映子氣太過，有肺氣過旺之症。若面色蒼青，均勻輕淡，狀如翠玉時，為土形木性，兼有土、木二型人特徵。若青蒼深重，皮膚光澤消退晦澀如腐葉者，多反映臟腑氣機不調，肝膽氣過甚，或邪氣容於肝膽。若面微黑，色調均勻光澤明媚者，狀若薄紗裹面色，為土形水性，兼有土、水二型人特徵。若黑色深重不勻呈斑塊分布，晦澀無光澤，狀如鍋底者，反應本氣不足，腎水外泛，有腰脊骨節疼痛或小便不利之症。

兒童時期，大頭圓面型人，面色淡薄，色調均勻，光澤秀麗，淡紅中透淡黃。少年時期，色澤漸加，紅黃色各半，色調均勻。青年時期，黃色較重，紅色減弱，色調明快不勻。中年時期，光澤晦暗，黃重而兼青蒼色。老年時期，面色枯槁，黃中兼有黑斑。

此類人四季色澤不一。春季黃中兼青蒼，色調均勻滑潤如綢裹面。夏季黃中略顯泛紅、光潤如脂。秋季時黃中兼有淡白，面目清明浩如滿月。冬季黃色淡薄，伴輕輕黑色，光華內斂，面若糙紙。

一日中，子、午、卯、酉不同時辰，面部色澤也如四季變化，但需仔細觀察才可分辨。

●**方型面**

方型面人，面色多白淨，光澤明潤時，生機旺盛，形色均為金形，有金形人特徵。若白若粉塵，光澤不足，晦暗多提示本氣勢不順，肺氣不調。若皮色兼淡黃，光澤明潤，為金形土性，母氣充足，兼有金、土二型人特徵。若黃色深，光澤晦暗如泥多反映脾胃氣太過，母不生子致使本氣不足，為肺氣不足症。若青蒼勻淡，狀如幼芽時，為金形木性，兼有金、木特徵。若青蒼重濁，狀如腐葉時，提示肝膽氣機不暢，筋經不適。若紅潤，狀若脂玉，為金形火性，兼有金、火型特徵。若面色紅深，光澤晦暗，色調不勻時，多有邪火侵體之症。若面色匀黑淡雅，光澤明媚，為金形水性，子氣流暢之象，兼有金、水特徵。若黑深晦暗狀如柴灰者為子氣太過，有本氣虧損之症。

方型面人，兒童時期色調柔和明潤，狀如脂羔，紅中透白。少年時期，色澤明淨，狀如美玉。青年時期，白色匀稱，匀淡青蒼，或有隱隱泛紅。中年時期，色白無光澤，常伴淡黃，狀如布帛。老年時期，面白皎，光澤消退，常帶黑暈之色，狀如枯樹外皮。

春季，白中常兼青蒼之色，光澤明潤，狀如綢面。夏季，白中略帶泛紅，色調均匀明潤，狀若鮮果。秋季，白色中有淡黃之色，光澤較淡伴有澀滯之象。冬季，面皎白少光澤，或略黑色，面有粉塵狀。一日中仔細觀察也有類似四季的變化。

●棱形面：

棱形面者多黑色，色淡匀光澤明潤，狀若羽紗遮蓋者屬臟腑氣機壯盛，形色均為水形。若色深光澤暗澀如鍋底之灰者，多為腎氣過勝，子氣不暢，有心、脾傷損之症。若面泛白者，為水形金性，母氣充盛，兼有水、金二型特徵。若面白且色調不匀；如塗粉塵樣者，提示母氣不足，腎水衰弱，肺金氣過旺。若色淡匀青蒼，光澤明潤，為水形木性，兼有水、木特徵。若色深如灰染，提示肝膽氣太盛，有子強母弱之勢，有經筋不暢之症。若色微紅均匀淡薄，光澤明潤，反映臟腑氣機旺盛，呈水火互濟之象，為水形火性，兼有水、火特徵。色紅深不均匀，皮膚光亮，或過晦暗者，均屬病症之象，常提示有虛、邪熱火侵襲機體，多有精、液虧乏之症。若色黃重苦瓜，光澤亮或晦澀者，均提示脾胃運化不良，有水濕壅阻之症。

兒童時期，面色艷美紅中透黑，光澤細柔如緞。少年時期，色均黑有光澤狀如羽紗，紅色淺淡。青年時期，微黑中伴青蒼，肌膚明潤。中年時期，黑色淺淡，伴皎白之色，光澤漸退，面多粗澀。老年時期，黑色淺淡，色調不匀，光澤消退無華，有枯槁之感。

四季，陰陽氣機消漲不同，色澤表現不同。春季，黑色中兼有青蒼。夏季色深與紅色相兼，光澤明潤。秋季黑色消減，伴有黃色，光澤減退，有粗糙之象。冬季面部黑色淡薄，白皎漸增，光澤不顯。以上均為人天相應的正常氣機變化體象。

綜上所述，人有金、木、水、火、土之類別。頭面有椎形、小長面、方型、圓型及棱型之區分。因臟腑、陰陽、經絡、氣血等配合各有特點，面部顏色光澤有明顯差異，故有赤、黃、蒼、黑、白色象，與光澤明潤不同反映，配合形體狀況有二十五種氣質類型區別。

天、地、人諸因素變化，引起氣機逆亂時，人體臟腑、經絡、氣血、陰陽不協調，必然通過形色之象，表現於外部。氣功診斷中必須善於審時度勢。審勢就是把握對形色變化觀察、分析，得到對人體氣機運化的正、邪、虛、實、偏、衰的正確認識。同時分析把握病情變化的程度和時機，以求因勢利導，進行處理。

(三)外氣探查法

氣功外氣探查法是氣功診斷人體氣機狀況的重要診斷方法之一。人體氣機不但在體內按一定途徑流轉不息，而且在人體外部因衛陽之氣固密狀況不同，也會形成氣場強弱差異。一般情況下，人體因陰陽氣機不同，五形屬性不同，臟腑功能不同，經絡流轉不同，氣血聚散不同，不同部位所形成的氣場強度也不相同。

人體氣場是人在空間、體內的能量物質形成的一種不可見的保護層，常以低頻率的紅外輻射表現出來。用精密的測溫儀常常可以測到這種起落的溫度變化。當然體外氣場不只限於紅外輻射。人體體外氣場強弱性質的差異較大。

總的來說，氣場具有陰陽不同性質。因此當身體氣場陽性氣強時，有陽性物場影響就會感到有推壓之力。當陰性氣場氣強時，有陽性物場影響，會感到有吸引之力。當身體氣場陰性氣強時，若為陰性物場影響，也會有推壓及排斥力感。同性相排斥，異性相吸引，人體氣場與空間物質關係中，也表現明顯。

當人身體不適，機能欠佳或有疾病時，人體外層起固衛作用的陽氣，會因內固作用減弱而出現陽氣外泄現象。陽氣外泄時，可因部位與性質差異而產生不同的物質運動方式，因而當氣功師接受這種外溢之氣時，就有不同感受。將這些不同感受和部位相對應，就可分析認識氣運變化的特徵、程度，從而判斷功能雜亂狀況和疾病症候性質。

【探查程序】　探查時，被探查者取坐式或自然站立姿勢。術者與被探查者對面站立，距離約一公尺。術者全身放鬆，右手手掌向內，手背向外，置於被探查者鼻前方約一公尺距離，令其長吹氣三次，以靜其心，並使雙方氣場若接若離。然後術者令被探查者閉目靜坐。術者右手掌背緩緩靠近被探者頭部，直到有氣感為度。相互間距離常常依氣勢強弱而定，術者手背離被探查部位三十公分左右即有氣感。距離太近、手掌置入氣場之內，則感受不到，不易判斷。若距離太遠，又常因感受微弱而不準確。術者探查手剛好在氣場外緣，效果最佳。但要體驗準確非要經反覆練習體會不可。

術者先探查頭部，手背先對準前額反覆來回划圓移動，或呈水平一字反覆移動。然後在被探者頭部左側、耳上、顳部、枕部、右側顳部，經右額回至前額。然後再由前額沿頭頂向後至頭頸部探查頭部氣場反應，可知心神氣勢狀況，肝膽氣機狀況，脾胃運化狀況，肺氣狀況，腎水狀況。前後縱向探查，通過氣場強弱，可分析人體的陰陽平衡狀況。然後在頭部五官四周探查氣場狀況，用以判斷五臟的氣勢強弱或病侯症象。然後由頸部開始自上而下探查各部的氣場感受。根據感受特異性來區別各器官系統的功能或器質性變化。胸腹前探查到異常氣場感受，往往說明內臟器官或系統有功能失調或器質性變化。

此後，術者探查頸部，自上而下經背、腰至尾骶部並來回左右移動或輕輕划圓探查，當有特殊氣場感受時，看看探查手背所對的相應位置，可以判斷脊柱各段神經支配區域的功能和器質狀況。在後背，神經與骨骼方面的問題常有特異感受出現。此後再用同樣方式探查四肢。探查四肢時應在肢體外側沿由上而下，在肢體內側緣由下而上反覆進行。若有特異氣場感受，對照相應部位，即可判斷問題的性質和程度。

【感應現象】　氣機運動不同狀況，形成冷、熱、麻、跳、脹、痛、壓、吸等不同感應現象。

冷：術者掌背在被探查者身體外周移動時，掌背及手指各部會有微風吹拂，或溫度降低現象，且有點、塊、面分布。產生冷感時，人體外周氣場部位，陽氣固衛作用常出現障礙，為經絡之氣外泄，其氣流速慢時，即若微風吹拂。若泄氣流速快時即有成片狀冷浸，若近冰霜之感。人體經絡功能失調，器質病變，氣機失控時，常出現這種氣場感應。

熱：術者用掌背探查時，感到溫度增加，輕時有暖意，明顯時則有熱感。這種感覺常能區分團塊、點面區域。產生熱感氣場是因人體外周氣場的陽氣聚積太過，疏泄不足。陽氣固聚與疏泄功能不調時，局部有氣場輕度增溫。若疏泄功能障礙嚴重時，局部氣場發熱、灼燙，甚至數尺之外均有感應。當營衛失調，或外邪侵體、邪正之氣相搏時，常常出現這場氣場。

麻：術者探查時，手背運行在體外特定部位時，手背各部有持續或斷續的麻感，輕時如蟻行，重時如電擊。產生麻感現象多因人體經絡中氣機流動突然加速，壓差大而氣行集中所致。這種氣場症象多產生在筋經氣機阻滯、外傷、血淤氣滯、骨傷、肝氣鬱聚等情況之下。肝膽疾患及筋經傷損時多現這種氣場感應。

跳：探查過程中，術者手掌部特定區域肌膚不由自主地持續或斷續抖動彈跳。輕時僅有感覺，重時可用肉眼看到局部跳動。這種現象是被探查者的氣場局部有高壓現象，經絡似通非通，氣機有陣髮阻滯。這種現象多表現於陳舊損傷，或臟腑器質病變，或外傷，手術後氣機不暢情況下。

脹：探查時，術者手掌肌膚感覺膨脹重沈。輕時感到手指長粗，重時感到整個手掌長粗，並有墜沈感。這種現象是被探者臟腑、經絡中氣機失卻平衡，形成較大的負差狀況。陰陽平衡中往往是外陽不足，引起外周陽氣聚集，陽虛、陰盛之症，體內器質病變或功能紊亂者較常發現這種異常氣場感應。

痛：探查過程中，術者手掌或手背肌膚感覺火灼、針刺。輕時感覺淺表、面積侷限。重時感覺深入筋骨，面積廣泛。這種現象是被探者體內氣機高度積聚，陽氣外放又非常集中所致。這種氣場多出現在筋經起止處，或經絡匯聚部，同時最易發生在經絡穴道功能失調的部位。這種氣場現象多為氣機紊亂，或神經系統功能失調所致。

壓：當術者探查疾患部位時，掌背有排斥推擠力感。輕時部位局限，且探測者手背僅有推斥之感，重時有較大阻力和彈性壓力感。這種氣場現象是陽氣高度集聚，因氣場同性排斥作用而產生。臟腑氣機在經絡上聚集，泄疏功能降低時，最易發生這種氣場現象。如局部炎性病變初起，或腫瘤贅物，功能失調等均有此種感應。

吸：當探查到特定部位時，術者手掌有吸引拉攏之感。輕時這種吸引力局限在某一點上，且吸力較輕，重時吸引力呈面狀分布，且引力較大。這種氣場現象是體內氣機運轉速度快，外周陽氣不足，當探查者手掌陽氣富集時，被測查者身體產生吸附作用，因氣場異性相吸而產生。當氣機耗損較大，長期慢性消耗疾病時，容易發生這種氣場感應。身體機能紊亂時，也易出現這種情況。

結核病、腎炎、癌瘤、糖尿病、甲狀腺機能亢進等症，這種感應明顯。

【感應部位】 氣場感應除有不同體驗外，部位對應也有不同。將體驗的性質與體驗的部位綜合分析，就可以得出對疾病的深一步認識。

探查過程中若氣場感應在術者手部各經絡中明顯時，則說明被探者相應所屬臟象，經絡中有氣機失調症象。

拇指尖部為脾經反應區，食指尖為肝經反應區，中指尖為心經反應區，無名指尖為肺經反應區，小指尖為腎經反應區。五指感應在背側，多反應病變屬表在外。若在掌側多反應病變在內，屬陰。五指基節近掌處。拇指基節為胃反應區。食指基節為大腸反應區。中指基節為三焦、膽反應區。無名指基節為命門、膀胱反應區。小指基節為腎與小腸反應區。

若以手掌八卦部位分區各部反應病變亦不相同。手掌外前緣近食指部為巽部，為肝經反應區。手掌前中指根部為離部，屬心經反應區。手掌前尺側無名指與小指交接基部為坤部，屬脾經反應區。小魚際部為兌，屬肺經反應區。小魚際近掌處為乾，屬肺與大腸經反應區。掌根部為坎，為腎與膀胱經反應區。掌根與大魚際部為艮，屬胃經反應區。掌大魚際屬震，為肝、膽經反應區。掌心部屬勞宮，為心經反應區。掌背部與上述各相應區。反映疾病在臟腑經絡的肌表，屬陽在外，如反應在掌側面時，疾病多屬臟，為陰在裡。

術者探測，根據氣場感應的性質與部位就可進行辯證診斷，如在被探查者腹前術者手部有冷氣感。反應在中指區偏掌側時，可判斷此人胃脘部血運不良，血脈不充。若反應於食指時，可判斷為胃脘部痙攣不舒。若反應於無名指可判斷胃脘部粘膜疾患。若小指反應明顯時，說明胃脘先天素弱，或有腫贅之物。若反應在拇指時可判為脾胃功能紊亂。

若探查患者四肢，可依其部位及氣場感受不同而區別，如在膝部，術者有熱氣感。拇指區明顯，可知局部有筋肉腫滯，炎變或功能不調。若食指有感應，可判斷經絡氣機阻滯，有外傷、炎變之症。若中指感應，可知膝部血脈不暢。若無名指反應，可斷膝部皮膚有炎變。若小指有感應，則往往反應膝部骨骼及周圍有損傷或病變。如此依照，術者手掌反應區，氣場感應情況，與被探部位，三者關係綜合分析就可爲診斷疾患打下基礎。這種方法經刻苦鍛鍊，反覆應證準確性較高。是疾病早期診斷的良好法之一。我們運用這一方法，及時救治過不少沒有任何症狀的患者，收到滿意效果。

成都鐵路局李××在無任何不良情況下，接受氣功檢查，診斷她腹部有包塊性疾病，後經超聲波檢查診斷為子宮肌瘤，經手術後效果良好。西南建築設計院王××，無任何不適情況，氣功檢查診為肺部炎性病變，一月後肺結核咯血而入院治療。四川省法院李××，無任何不良症象情況下，氣功檢查診斷肺部廣泛炎變。患者未予注意，兩月後出現腎功不良，後死亡，經屍檢，見肺部肺泡廣泛潰破，因胸腔積血死亡，家人都深感診準確，悔不該對氣功診斷持大意輕心態度。

㈣經絡感應法

氣功診斷的另一重要方法是經絡感應法。術者和被檢查者置於統一氣場之中，術者將被探查者氣場運轉引入自身經絡中運轉一至數遍。當經絡中有特異感應時，即根據部位及性質作出對疾病的判斷。

【感應程序】術者與被探測者對面坐立約距三至五公尺。被探者全身放鬆、兩臂鬆垂，兩手置於雙膝上，手心向上。頭正直，眼注視術者頭額，呼吸自然、心境平靜，作到無念無想。術者坐勢或站勢。全身放鬆，雙手臂斜下自然分展，呼吸自然，呼氣時意念雙手或單手之氣傳至對方足下，氣由下而上慢慢浸漬充滿全身。吸氣時氣由頭部向自己頭部貫注，自上而下，反覆進行，三至五遍後，術者感念對方和自己身體均化作虛空，為氣團充滿，囑對方閉雙眼靜坐。自己也閉目感念氣機的自然流轉。少時，術者因氣機感應出現動止，感觸現象。動的部位多是筋經不通所在。

若頭晃動者，即有頭痛、血脈不充或頸部筋經不適症。若肩、肘出現屈伸，擺動多有筋肉損傷，氣血不暢之候。若腰部抖動旋轉時，腰部筋肉多有疾患。若髖、膝、踝屈伸顫動，也多為筋骨關節不適。感觸異常部位反應該部氣機不調。如頭部感冷時，多為腦供血不足；有熱感時，多有血壓不穩。若有麻感，多為經絡不通，若有脹感，多為氣血阻滯。有壓力感，係腦部有贅物氣血不足。若有引力感，說明腦活動功能減弱。胸有冷感，反應呼吸功能不足；有熱感，多有炎性病變。有痛感，反應心臟和血管有疾患。有麻感，說明胸神經調節不正常。有壓迫感，說明肺部不張，或胸膜疾患。有吸引感，說明胸與肺功能不協調。腹部現冷感，多有脾胃功能下降；有熱感則多為腸道炎性病變。有病感多有痙攣之症。有麻感，常為腎功能不調，有脹感時，反應腸、胃充血，氣機不暢。有壓迫感時，多為腹腔內贅物壓迫。有吸引感多反應氣機行運過度。

依據感觸性質及部位所在，即可判斷疾病的性質部位。

(五)透視法

透視法是氣功中最為常用的診斷方式，一般看來，這種方法玄妙莫測，依據不足。其實這種方法經專門訓練後都可掌握運用。各生物功能，每人都能具有和表現。只因社會、自然生活環境不同，應用多少有別，功能反應不能完全，很大一部分呈潛在狀態。「用進廢退」，使人的功能單一，不平衡。蝙蝠無目，依靠生物雷達能辨別方位。其實人也具有雷達系統，近年來不少的實驗觀察，發現少年兒童的非眼視覺能力較強。可用耳朵、手部、腼窩、腋下認出紙上的字跡。

氣功透視法，就是發掘人們潛在的非眼視覺功能，用以探測人體疾病的一種功法。這種功能，必須使臟腑陰陽平衡、協調。全身經絡開通，氣機流暢，精力高度統一、集中。開通「天眼」使「天目」開張。所謂天眼即是非眼視覺。患者的氣與形狀況均可反應在非眼視覺中，這種視覺中心在額部的深層，也是人體大腦功能的一部分。

【透視程序】　透視時，術者取站式或坐式與患者對面，囑患者眼注視術者前額，平心靜氣，身心自然、恬淡、放鬆。術者亦要全身放鬆，呼吸均勻，精力內固，消除一切念慮。

雙目注視對方雙眼，然後慢慢閉目，集注意力於自己面額部。開始，面額部黑色一片，逐漸額部出現亮點。慢慢亮點擴大成一瑩光面。面額所對應的部位出現各種色光或形體狀態。依據術者「天目」之中反應的光感色調，或形態結構，判斷人體功能結構的健康狀況。

查患者頭部時，若「天目」中呈紅色、多反映腦血液循環有障礙。久之還可發現血管扭曲、怒脹、扁細等變化。若「天目」中有青綠色時，反映腦部有風痛症。綠點明顯集中之位為症狀劇烈部位。當「天目」中呈黃色時，反映腦中有液體積聚，可見束腫或液團形態。術者「天目」有黑色呈現時，多反映腦中骨骼有變異，黑點集中部位，往往是病變所在。

查患者胸部時，若「天目」呈紅色時，反映胸腔心血管系統有疾患。紅色瑩光中會有形態結構表現。若「天目」出現綠色瑩光，多反映胸部經絡不通暢，集注持久可見局部形體狀況。若「天目」有黃色瑩光，多反映胸背部筋肉不適，黃色瑩光中心其結構狀態明顯可見。「天目」有黑褐色瑩光，反映胸背部骨骼損傷或疾患。骨折時黑色瑩光多呈線狀、片狀，邊緣規則、整齊。骨骼疾患時，黑色瑩光多呈圓形、團塊形，邊緣不光整欠規則。「天目」中光感白色時，反映肺部功能欠佳，白光點集聚最明顯部位多為病變部位。細緻審視時可呈現肺部病變形象。

用「天目」照見腹部時，額中紅色瑩光，反映局部血運不暢，或有炎性病變。持緩審視有病變組織呈象反應。「天目」有綠色瑩光時，反映腹部經絡不暢，肝膽部病變最易出現不均勻綠色瑩光。持久後有肝膽或腸胃病變象呈現。若有黃色瑩光時為脾、胃氣盛。黃色光斑不勻，有突出亮點，多有腸胃炎性病變。持續觀察有形象出現光團，依形象及部位，可作判斷。呈現白色瑩光，說明腹部肌膚氣機不暢，白光斑點不均勻處，多為病變部位。若有黑褐者瑩光，多反映患者腎氣不暢。黑褐色瑩光不勻，斑點集聚處為病變部位。瑩光斑點呈條狀，多為輸尿管病變，為團塊狀，病變在腎。另外若瑩光為藍黑色，多反映為生殖系統氣機不良。若瑩光聚集團塊狀，女子多為子宮疾病，若為索條狀多為輸卵管卵巢疾病，若男子則多為睪丸和生殖器疾病。

總之，凡臟腑有疾病，器宮四周有氣機阻滯散射現象，由於物質能量代謝雜亂，周圍存在能量流失場。這種場可通過人特殊感應系統感知。氣功師透視感知體驗，尚無專門儀器能夠替代。但這種診斷有極高的參考價值。

用此法觀察脊背時，術者「天目」中出現紅色瑩光，反映腰背部氣機失調，熱能外散，有炎性病變發生。出現綠色瑩光，多反映腰背部氣機不暢，有疼痛症。光呈斑點集聚處是病區所在部位。急性腰扭傷、腰椎間盤突出症、梨狀肌綜合症，多現這種瑩光。出現黃色瑩光，說明患者腰背肌肉或腰背筋膜氣機不適。瑩光呈斑塊，亮度增高，且不均勻時，多有損傷或病變。損傷時亮度高，色深而集中。病變時色深而較分散。

「天目」中現黑褐色瑩光，反映腰背脊骨損傷或疾患，光斑局限呈點線狀為骨質損傷，光斑散在，面大為骨質病變，胸腰椎壓縮骨折：椎弓骨折多見於前者，脊椎隱裂、結核、骨質增生見於後者。白色瑩光，多係腰背肌膚不暢。若瑩光廣泛，色深，多反映毛孔閉阻，色集中呈斑塊，係皮膚損傷或皮膚疾患。擦傷皮炎均可有這種現象。

四肢檢查，其法如上，先觀色光變化，而後再審查形態部位，配合作出準確診斷。

術者「天目」呈現紅色瑩光，反映血脈不暢，色光鮮艷為輸出血脈，色光深暗為回收血脈。紅色瑩光呈條索狀多為血管功能障礙，呈團塊狀為充血性炎變。現綠色瑩光，為經絡不暢，色淺呈片狀者為經絡閉阻，多屬風寒濕痹之症。若色深團塊狀，為經絡損傷、穴道閉阻等急發痛症，見於扳傷、挫傷，或筋急痙攣等症。瑩光黃色說明四肢代謝功能不良。色深，光團聚集為水濕，多見於關節水腫，或肢體腫脹。瑩光黑褐色，多為骨骼與關節損傷或病變。瑩光色深局限，為骨骼關節損傷。瑩光色深廣泛，為骨骼關節病變。瑩光白色多為四肢肌膚損傷或疾病。依色光位置與亮度來區別變異性質。

術者診查時要自上而下反覆進行，對照感應時精力高度集中。同時要充分放鬆。使眼、耳、鼻、舌、身、意六觸，化為虛空境態。六根空寂後「天目」才能明亮如鏡，檢查時，患者身軀不可扭曲、運動。同時，心意要清靜，不可分心。檢查時，排除周圍環境干擾，避免躁動。檢查者與被檢查者間距離適當，心意平靜，步驟週詳診斷才比較準確可靠。

八、氣功偏差的防治

氣功偏差是人們練功活動中因內外因素影響，在精、氣、神、形、意方面過分側重，導致身體氣機平衡失調。

氣功偏差古已有之，《諸病源侯論》就記載「四肢疼悶及不隨，腹內積氣」的症狀。氣功出偏者，輕者全身不適，重者如若重病，甚至導致精神分裂。輕者症狀一般常有全身不適，不能入睡，精神萎靡不振，倦怠無力；重者則動作不能自控，精神恍惚，胡言亂語，自言自語，狂躁不安，恐懼等神態症狀。

另有發熱、出汗、頭部不適或頭昏、頭痛、頭脹、頭重、有壓迫感，思維不能集中，眼斜、頭麻等症狀。胸部常出現悶脹痛、心悸、背部脹痛，呼吸困難等症。腹部有脹、納差、二便異常等異常反應。同時還常有異常現象，如氣體流動感、氣息出入感、蟻行、蟲叮咬感、蛇纏感、跳顫感等。也有抽筋、咯血、呃逆、矢氣等症象出現。氣功偏差一旦形成，氣機偏衰漸劇，巨大痛苦。練氣功之目的是為強身健體，但若練得不當，身心卻能遭致傷害，因此應高度重視氣功偏差的防治。

●氣功偏差預防：

不同類型的人，不同年齡階段，不同季節氣候中，因氣機差異，陰陽偏衰各不相同。鍛鍊應抑其所過，補其不足以平衡陰陽為準則，鍛鍊要有定規，同時也要隨機變通。要依據人的身體狀況，以及時間、地域不同而辨證對治練功，不可拘泥一方一法，以免氣機閉阻。

人有二十五種類型；簡概分型有金、木、水、火、土五種，氣機偏衰各有特點。

「金形之人，手太陰敖之然」其氣偏於上，且多聚肺經。故此類人練功時，不要過多過深呼吸，避免氣息鼓蕩，意也不宜留注於上部。形體運動不宜採用剛猛勁力，以免使氣機過偏。練功應運動於腿，使氣下行，呼吸自然，使下肢之氣充實，以成旺土生金之勢。

「木形之人……足厥陰……佗佗然，氣偏於中，多聚肝經，此類人練功時，不宜採用沉降橫隔的方法屏息停氣，意也不宜留注於中部，形體運動不能過快過猛，以免氣機傷損肝經。行氣用意均宜散發於四肢，特別要注重於足，以成聚水生木之勢。

「水形之人……足少陰汗汗然」。其氣在下，多偏於腎經。故此型人練功，用氣應淺而急，避免意氣下沉，少用腿部發力，以免腎氣沉墮。行氣用意應向上，應多注重手部勞宮，以壯肺金之氣，成旺金生水之勢。

「火形之人……手少陰，核核然」氣偏於上，多集於心經。此型人練功，意氣調運應多集於腿腳內側，使腿腳形體柔軟，經絡暢通，使肝氣條達，以成生木旺火之勢。

「土形之人……足太陰，敦敦然」其氣偏於下，多集於脾經。此型人練功意氣調運應多集注於手臂及手掌尺側，可使手臂發剛勁之力，使心經及心包經氣機通暢，以成旺火生土之勢，這種練法稱為補母法。本體氣勢不足時，應以補母法練功。可達到臟腑安穩調和效果。另外若本氣過盛時可用益子法，疏泄偏盛之氣。

金形之人，意氣沉注於腿腳，以腿腳屈伸運動疏發腎氣，促成化金生水之勢。

年齡不同，氣機發展狀況不同，所經歷的八卦運化階段不同。練功時應依據氣勢的盈虧狀況選擇對應的卦象方法，使其虛實對應、陰陽平衡。人有生、育、長、成、壯、退、衰、復的發展過程，這是不可抗拒的必然規律。八卦經歷震、離、兌、乾、巽、坎、艮、坤幾個過程。不同時期有不同的卦象相配。人們練功目的是求延緩衰老，增強活動功能。八卦運轉有順逆之法，順行者是為人道，逆行者則為仙術。所謂仙術不過是人們期望長壽與奇特功能而已。男女陰陽不同，練功方法也有不同。

青年時期為離卦，此期心性陽飛，要使心性內固，練功以坎卦對應，使水火既濟，心火與腎水相配，動態與靜態相配，才能使心神、意氣、形體、上下、內外平衡調和。中壯年為乾卦，此期人體性剛、陽重，要維持體壯之勢練功以坤卦對應，使天地交泰，陽氣與形體之柔結合，濃烈神意與虛、柔的形體相配合，方能身心統一。衰退時期為巽卦，此期人體功能陽衰陰進，厭動喜靜。求神寧氣勻。此時練功以震卦為對應補益之法，使神意振奮，形體剛勁，讓衰退的功能貫注生機。其他階段亦可用同法，以相反相成之理確立練功原則，促使身心功能強盛不衰。練功強調因人而異，是預防偏差的重要措施之一。

練功者對所練功法、功理、程序步驟要有清楚的認識。出偏者多數只知練法，不知功理，盲目練功。有的對功理片面，甚至曲解。當練功到一定程度，出現各種感觸、運動及氣機動止現象時，思想上沒有準備，不是過分追求，就是恐懼厭棄而不能堅持所致。

呼吸要由自然呼吸逐步過渡到深長呼吸，甚至到停屏呼吸。意識活動一般應由多而少，由濃而淡，乃至到虛無境地，再發展到神境相通的程度。形體運動應由剛勁而轉化為至柔，再發展到輕飄空無狀況。氣功訓練要求循序漸進，不可拔苗助長。企圖一步登天的作法，往往是產生偏差的禍根。

另外身體患有疾病時，練功應依病症所在臟腑、經絡、氣血、骨骼不同，辨證行功。肝膽性疾病，若大動筋經，神意再留守於身體中部，使氣機過傷集聚則偏衰更盛。心血管系統疾病者，若神思繁亂，意守太重，能使神氣損耗。脾胃消化性疾病者，若著意太濃，呼吸深沉，則脾陽之氣更易偏亢。肺部呼吸道疾病者，若大呼大吸，形體大動不但不能起治療作用，且更易損耗肺氣。腎與膀胱泌尿生殖系統疾病，若驚恐不止、意識分散，移動頻繁，腰背運動幅度過大時不但無益，反而更能使腎氣虧乏。患有疾病者，若欲達治療效果，必須分清臟腑、表裡寒熱、虛實。八字圖中偏衰狀況，練功應使意、氣、形要求，有所側重，同時動靜、吐納、聚散循停要能起到調節作用使元陽之氣得到補足，使邪雜之氣及時得以泄除。

●氣功偏差治療：

產生氣功偏差以後，應依照偏差產生部位及偏差輕重程度辨證立法。根據人體上、中、下三部氣機行運狀況，以及偏差時侵擾三焦、四海、臟腑經絡氣運的狀況，以及它們之間母子、正邪、主客的相互關係，確定糾正措施。

三焦為氣機輸布的關鍵所在，偏差出現時往往先侵襲三焦。「三焦者、決瀆之官，水道出焉」「上焦如霧，中焦如漚……下焦如瀆」。三焦之氣為營衛所化生；營為清氣主行於脈內，性清而柔屬陰。衛為陽氣，性捍滑利屬陽。練功不當，可使清濁之氣反道而行，產生陰陽逆亂之症。治療主要法則是分別清濁，順理三焦氣機。

上焦氣亂時，頭悶、胸脹不適，治療可用拇指或鳳頭式點壓心兪、肺兪、風池、瞳子髎、啞門等穴。或用拇指、掌根推壓各部五十至一百遍。若出現心累、疲倦、呼吸不暢、營血不足之症者，可揉壓推理膻中、風府，疏導手太陰、手少陰經脈。中焦氣機不暢時多為胸膈不適，可用手指點彈或揉壓中脘、胃兪、脾兪等穴，同時可疏導足陽明經，足太陰經脈。下焦氣機不暢時多現脘腹不適，二便不快之症。可用手指點壓患者的關元、中極、天樞、命門、腎兪、志室，配合患者呼吸，呼氣時用力點壓穴位，吸氣時放鬆，反覆進行五十至一百遍，弛張交替，促進氣機流暢，或用手揉捏患者雙腿足少陰經（由遠而近）與足少陽經脈（自上而下、由近及遠），反覆五至十遍。

精、津、氣、血皆有所歸，以備身體調節之用。「人有髓海、有血海、有氣海、有水谷之海」（常用中醫名詞術語），為人體氣血之總匯，氣功偏差多因四海灌注不亘，引起運化失調所致。治療法則是調理疏導、求其平衡。氣海過盛時多現胸中脹滿，不足時，則多現言少氣短。治療應以膻中、心俞、肺俞為主穴，用八卦點運法，胸腹部上輕下重，補坎、塡離，降火壯水以平其氣。背部各穴上重下輕，以泄陽氣。當氣海不足宗氣下陷時，以中脘、鳩尾、胃俞、脾俞為主，自下腹起向上至胸部反覆推壓，升脾陽之氣。血海有餘時常有壯大結實之感，且多伴煩躁不安症象。

血海不足時則現身軟力弱，精力不充、萎靡嗜睡等症。治療時，以任、督二脈為主線，在各穴位間行八卦點運之法。血盛時多作督脈，以一手拇指上壓大杼，另一手拇指下壓關元俞，上壓時，下鬆弛，下壓時，上部鬆弛。以心俞為中心，上下、左右、左上右下，右上左下，八點反覆點壓，以疏泄陽氣。血虛時以膻中為中心，任脈為基線，由下腹部，由天突穴自胸部左右側，自左胸上，右腹下，自右胸上左腹下，雙手掌根自遠而近向中心推壓數十遍，直至胸腹部肌膚溫熱為度。髓海充餘時，頭常重而脹、神躁、氣粗力暴。髓海不足時多現頭腦昏暈，耳鳴聽力不充，神昏喜臥等症。

治療可在頭部及督脈、膽經、肝經之上作疏導重壓推理以瀉其實。另可用拇指揉壓湧泉、照海、二陰交、崑崙、足三里，疏通腎經，推理百會、風池、睛明、啞門，以補腦髓之氣。水谷之海為生津所在，谷海過盛時脘腹脹悶，痞滿不適，二便燥熱。可用掌根在腹部自上而下反覆壓揉，或以肚臍為中心作順時針的輕柔旋轉揉壓三十至五十遍。谷海不足時，胃納不適，二便頻數，全身萎弱無力。可用手拇指壓揉背部胃俞、脾俞、氣海、關元俞。另配合足三里、陽陵泉、光明等穴揉捏使腿部有舒麻溫熱感。

人體氣質有不同，如若氣功練習的方法與本體氣機常規常常出現矛盾，氣機不能協調時，也可表現偏差症狀。每個人氣質均有偏重，但氣機運化中，臟腑相互關係是調和穩定的。相互關係可用母子關係比喻。化生本體之臟者稱之為母，本體之臟化生者稱之為子。偏差出現時表現母子失合。當出現肝氣內鬱，胸腹脹滿之候時，揉推順理足少陰經，補其母氣，重壓曲澤、內關、勞宮以瀉子氣。若出現心火熾盛、燥熱煩亂症時，重壓點按三陰交、陰陵泉、血海，以泄肝母之氣。或推導足三里、風市、崑崙，以泄其子氣，若出現脾土氣阻，食欲不振，呃逆噯氣之候時，可點壓推理肺俞、中府、雲門等穴以疏導子氣。或重揉內關、勞宮以降母體之火氣。若肺金氣不暢，可疏導足陽明經或點壓腎俞、志室，以調和母子之氣。若腎水氣機不佳，可點壓合谷、手三里、曲池，或推揉足厥陰經，調和母子氣運。

總之，氣功偏差要診察氣機紊亂所在，採取不同施治。

另外氣功偏差治療要重在治心。因氣功偏差大多發生於心神紊亂。必要的開導、解釋、簡明扼要的理論闡述，非常重要。同時，施術者要了解患者在何等心態環境下造成偏差。針對病因，三言兩語往往能收到奇效，這就是常說治心為上的法則，治療氣功偏差尤其不能例外。

九、自發調節現象與自發功

自然條件、社會環境時時發生變化，人的生理狀況必須適應環境而相應變化，求得內外的協調與統一。人體這種適應能力，是由體內生理調節功能所決定。這種適應力包括有意識與下意識調節兩部分，都是機體活力不可缺少的。

(一)什麽是自發調節現象

人從出生到死亡，身體內外不斷發生著運動與變化。因外在環境無時無刻不在變化，天地運轉，時間遷更；居住條件，地域經緯度，冷熱、風雨、雷電等等；飲食的酸、苦、辛、甘、鹼；生活中喜、怒、哀、樂等都可引起體內的各種反應。這些反應除有意識活動之外，許多是非意識控制的一種神經保護性反射活動。這種反射活動，使人體功能趨於平衡與穩定。用中醫氣功學的觀點來看，實現這種平衡狀態的是「氣」，「氣」不停行運於體內，使氣機有升降、開合、循環功能。並且通過吸收與排泄，補其不足、抑其所過。人體生命活動，健康維持都是依賴於氣的調攝與運轉。

如人有時會不由自主地發出唏噓之聲，是因臟氣盛，陽氣虛弱，內陰盛，外陽不足，陰陽不調所致。

又如人之所以寒顫不停，是因為寒氣侵犯肌表，陰氣太盛、陽氣不足，自發振顫，以驅寒氣，升發陽氣。

人之所以呃氣，是因胃受寒氣，寒熱往來逆呃之氣由下而上散出。

人之所以噴嚏，是因臟腑陽氣充盛，肺經外部寒邪侵擾，引起陽氣積聚之症象。

有人之所以萎靡不振，是脾胃氣機虛陷，筋脈無力，氣不足以行血充溢筋肉所致。

當人的心氣不平時，哀愁憂悲時，五臟氣機失卻平衡，則五官現哭泣，聲淚俱下之態。

這些現象如嘆息、下涎、耳鳴、自嚙其舌、叩齒、筋肉抽動、顫抖等等現象都是人體氣機的非意識調節。另外還有一些現象如眨眼、吞咽、睡臥翻身等等都廣泛存在於生活之中。因此，自發調節現象，是人體自我保護，自我完善的一種氣機運轉現象，是人體中不可缺少的一種生理活動。

(二)自發動功

自發調節是一種本能反應，是非意識活動。自發動功與自發調節運動不同，是在意識活動之下，所形成的非意識神經反射活動。自發調節運動（現象）不由意識調配，是由條件刺激，引起氣機不平衡形成的。自發動功是在意識活動下，條件刺激不充分，誘發的氣機不平衡調節運動。自發功出現有條件、規則、時間、秩序的限制，它往往出現於低刺激水平。通過鍛鍊，體內氣機平衡狀態日益增強，使神經活動靈敏性越來越高。自發動功是主動調節現象，是有規則、有秩序，較長時期的調節現象。自發調節運動為被動調節現象，是無規則、無秩序，短暫間發生的調節現象。

自發動功是保持㝎好機能狀況，扶正驅邪，達到調節偏衰的㝎好鍛鍊方法之一。

1 自發動功的表現

不管採用甚麼形式，如坐、臥、站、行等練功到一定階段，都會出現不同的反應，把這種現象相對穩定，就形成了自發功。

如若心氣不舒，在練功條件下，可能不由自主地發笑，舌部搖動，或擊拍自己的前胸與手臂；小腸氣不通暢，會出現自己用手揉動按摩腹部。

肝氣不通暢，會發出長聲吼叫、噓氣，或作全身筋肉的扭轉屈伸運動；膽氣不舒暢，可現蹬跳不已，用手擊打胸腹、腿部現象。

脾氣不舒暢，往往現沉默不語，自然倒地、滾地，或用身體碰撞樹木之現象；胃氣不和常用手撫摸脘腹，或不由自主地起蹲、跳躍。

肺氣不暢者，多有悲慟不止，長呼氣、深吸氣，或拍打胸部或全身；大腸氣不適者多出現腹部的挺突與收陷運動，或用手摸揉腹部。

腎氣不暢，練功時，常哼哼有聲，伴跳躍，扭擺腰胯；腎氣虛弱常出現向後退步行走，且易跌倒滾地；膀胱經氣機不暢，多擊打腰腿，或跳躍不停。

血壓偏高者，常會自發使肢體起落開合運動，且伴頭部擊拍。

內分泌紊亂者，多出現按摩和擊拍頸、胸、腹部運動，局部出現紅、熱、出汗體徵後，症狀減輕，運動自然停止。

有腫瘤，色塊贅物者，練功中常現身體俯仰、屈伸，或自己用手在腫塊贅物四周按摩揉划運動。

沒有疾病者練功能產生補虛泄實的自發運動，可早期防治疾病。甚至會出現平常根本做不到的、無法想像的大幅度柔軟動作，如劈叉、前後彎腰、向後反臂伸舉、手舞足蹈等難度動作。

2 自發功形成機理

在氣功練功狀態下，氣機行運相對集中，筋經、脈絡相對鬆弛、閉塞。集聚的氣運與筋、經之間壓差加大。氣血衝壓經絡，產生氣血重新調配，發生振動，或全身運動。

人體生命過程中，氣勢強弱不一致，臟腑、經絡、陰陽、氣血的相生、相剋狀態不同，在一般情況下，因心神的調節和支配，這種生剋、制化關係常掩蓋於體內。當處心靜、形鬆、體柔的氣功態下，心神控制減少。則生剋、制化關係即能充分地表現於身體內外。

氣功狀態之下，臟腑間、經絡間的陰陽，氣血差異性相對突出。氣功態就是將這種隱性的差異轉化為顯性差異。當顯性差異發展，氣機的偏盛就更明顯，到一定程度，就產生調節運動。

外形與內體總之相反變化的。外形靜、柔時，內體氣機行運則剛而烈。外體靜到一定程度，內體陽氣運轉急速，躁動經絡，會產生全身振動，即所調靜極生動。練功過程中，將意、氣、形狀態相應穩定，形體鬆柔、心意恬靜。自發動功是在心意調配下，動靜互根，相互轉化的表現。

意、氣、形，匯集在特定境態和部位時，因內體氣機運行與境態間氣聚，產生氣機行運的反差。聚氣境態愈濃，行運氣機反差愈大。行運之氣急速發展，因而躁動筋經，形成自發調節。因此自發功是在專門練習下形成的一種氣機調節過程。是一種良好的健身運動。

現代醫學認為，人體各種活動與大腦皮層的神經反射活動有關。自發動功也是一種神經反射活動。這種狀態與條件反射的建立和形成有關。

大腦皮層與周圍神經系統，如感覺、運動神經，緊密相聯。植物性神經系統，與低級神經中樞相連。

人體的體溫、心率、呼吸、血壓、腸胃蠕動、內分泌腺的分泌活動，均屬非意識支配，由低級中樞及植物性神經系統管理。

大腦皮層的高級神經活動多為隨意活動。植物性神經活動屬非隨意活動。氣功自發功是使高級神經的自主活動，更有效參與非隨意神經活動的過程。

植物性神經系統，由大腦的低級中樞，丘腦下部支配。呼吸、心率、血壓、內分泌腺體活動均由此部管理，自發動功與此部的神經活動聯繫緊密。丘腦各部神經活動可引起不同效應。

嗅覺與丘腦前核區有關，特定方法如呼吸調制，引起丘腦前區廣泛興奮時，中樞興奮區泛化後，嗅覺區受到影響，雖然沒有芳香物刺激，但也會出現特殊氣味的芳香感受。

運動姿勢與丘腦外側核有關。在氣功狀態下，意識活動相應減少，大腦皮層興奮減弱，丘腦部興奮加強。出現負誘導反射。一般條件下，人體的重心要隨心跳移動〇・三——〇・五公分。當心跳隨中樞興奮加強之後，身體重心移動幅度加大。意識控制減弱，丘腦興奮與軀體運動連繫加強，漸漸形成，軀體的不隨意運動。

聽覺與丘腦內側核有關，特定方式如腺體分泌加強，引起丘腦側區的興奮泛化，聽覺區受到影響，故雖沒有音源，也可有美妙音樂或巨大聲響產生。

丘腦底部與運動協調有關。當丘腦泛化加強後，底部神經活動加強，丘腦神經活動與運動神經活動，建立起反射途徑。雖然動作千姿百態，也能得到調節。

丘腦下部神經核有許多纖維傳入丘腦紋狀體，腦子、脊髓的神經細胞，垂體後葉，支配臟器中各腺體活動。醣和脂肪代謝與這些腺體緊密相連。丘腦部興奮泛化後，引起腺體支配中樞興奮，故各腺體活動加強，產生代謝功能改善的生理效應。

體溫、水代謝、血管舒張、睡眠與情緒都與丘腦有關。此部神經反射活動變化後，上述各種功能都將發生改變。

脊髓神經是自發動功形成的重要部分。脊髓、頸、胸、腰，均有相應神經匯集為神經節，調制著臟腑器官功能及軀體運動。脊髓灰質有前、側、後角三部。前角支配肢體肌肉運動，側角支配內臟活動，後角支配感覺器官。脊髓白質也分前、側、後三束。前束下行，將信息傳至效應器官，後束上行，將器官信息上傳至中樞。側索有雙向作用，將本體感覺傳至小腦，將痛、溫、觸覺送至丘腦，又能調節各部肌肉的隨意運動。練功中使軀體鬆柔、自然。脊髓神經達到最佳狀態，因而起到神經反射調節的樞紐、橋樑作用。

由於自發動功是大腦意識誘導下，丘腦活動加強，植物性系統反射活動擴散，大腦意識活動減弱，低級中樞的非意識與奮增強、擴散、泛化，體內的能量物質代謝加強，改善了大腦的能量供應與儲備狀況。因此，可以說自發功是大腦高級部分與低級部分的功能相互促進的形式之一。

3 如何練自發功

【創造艮好的身心條件】 中醫學認為，人體外部屬陽，內部屬陰。形體屬陰，氣運屬陽。體為陰但在外，故內外陰陽相伴。體內為陰，而氣機流暢，也屬陰陽伴和。《類經圖翼醫易義》說「天地之道，以陰陽二氣而造化萬物，人生之理，以陰陽二氣而長養百骸」。身心內外不能離開陰陽二氣。形體緊張，經絡中血脈不暢，難以維繫陰陽平衡。若心緒緊張，可導致七情偏激，也難達到平衡之效。艮好的身心條件必須使形體、神意、呼吸結合。形與氣合，氣與意合，形與神合，使內外相合，形、神、氣三者調配要適中。不要在一方面過於側重，因形體運動要影響呼吸，呼吸要影響神意集注，神意安穩又可影響形體運動。因此，形體起落、轉側運動要與呼吸相配，動作速度、幅度要與呼吸程序、長短節奏相吻合。意識的集注要緊與鬆交替。身心要做到動作鬆柔、圓活、呼吸輕勻平穩，神意恬、靜自如。身心意識活動由強而弱，自發運動自發功即容易形成。

【具備適當的意念方式】　在自發功導引過程中意念集散要適中。首先必須與呼吸相配合。意念不要過分集聚，也不要不足，要不貪不求，勿忘勿助。意念有「數息、默數、感念光色、體驗五味、攀緣意境、留守部位、感受變幻等等意念形式。自發功導引時，一般緣境於圓形、動境，如光球、海浪，則容易生動感。為加強對意念的持續緣境狀態，可製定字句恰當的語詞，反覆念誦，以保意念長久不衰。

【恰當的集注部位】　練功導引時，集注的部位要因人而異，自發調節（自發功）方容易起動，不可拘泥於一格。

火型、木型、金型之人，氣機多偏於上，故宜上虛下實，使陰陽平衡，並逐漸淡化。土型、水型之人，氣機多偏於上，故宜下虛上實，使陰陽平衡後，並逐漸趨於淡化。

肝、膽病變者，下肢肝、膽經氣機阻滯，因此使下虛上實，使氣上行心經後則能上下平衡，逐漸淡化集注狀態，即能產生氣機重新調節。

心、小腸病變者，上肢、經絡氣機阻滯，練功使上虛下實，使氣機下行於脾經，形成平衡態勢。

脾胃患者，下肢經絡氣機阻滯，練功宜使下虛上實，使氣機上行充實肺經，則能使臟腑氣機平衡。

肺與大腸病者，上肢氣機阻滯，練功引氣下貫於腎經，則臟腑氣機可得平衡。

腎與膀胱患者，下肢氣機阻滯，練功引氣上達於中部及四肢，使氣機充實心經與筋經，則氣機容易平衡。

氣機平衡後，意識減弱，自發運動容易形成。

【與時間變化相應】 人體內外條件處於變化之中，因而平衡狀態總是非常短暫。身體機能平衡與變動互相補充，相輔相成，對立而又統一。練功可獲得良好生物節奏，高水平的平衡能力。但這種有序的節奏調節必須在最佳時期完成。人體陰陽交匯的平衡時期內，自發調節最為有利。自發功鍛鍊應選在陰陽轉化之時，因此期中陰陽之氣平均，容易形成對體內陰陽平衡影響。一年中春分、秋分，陰陽平衡；夏至，陽盛陰生；冬至，陰極陽生。適時練功可使身體機能與天變保持統一。天寒時，身體內熱生，陽藏於內。天熱時，身體內涼、陰藏於內。陰陽相稱，氣機順暢。

一月中，因氣機偏盛，人的思維、情緒、體能反應不同。月初、月末太陰氣弱，氣機偏弱，易現情緒消沉，體力稍差、思維力下降，故練功宜以興陽為主。月中十五日左右，太陰氣盛，情緒、思維、體能易亢進，故練功宜練陰精，與柔體平衡內外。婦女月經期氣血耗損，此期不宜內興陽、外柔體。經後半月後氣血充盛，此時，宜內助陰外興陽，使陰陽調和。

一日，早、午、晚、夜時，卯時陰衰陽升，宜以體柔行外陽之氣。晚為酉時，陽衰陰進，宜以體剛之法，以助陰精補益。午時陽極陰生，子時陰極陽生。視其偏衰，補益得宜。

【保持正常情緒】　社會生活中，七情反應不同，意志狀況差異較大。七情是臟腑氣機的表現，七情也可影響臟腑功能。意志是人體健康狀況的反應，意志也可影響健康狀況。練功時保持情緒和意志的平穩、鞏固。避免在大怒、大驚、七情偏激情況下練功。

【合適的場地】　練自發功應有開闊的地面，避免繁雜的設置和有危險的條件因素，最好在蒼松翠柏的園林中，練功在林中半陰、半陽邊緣部，林木陰陽交匯處，有利於形成體內的平衡狀態。

【龍形自發動功練法】　具體程序、要求請按龍形功功法介紹一節中㈠龍形自發功。

4　自發功練習注意事項

【意識活動適中，呼吸配合自然】　意識活動在導引過程中需加強，呼吸要自然，動作幅度與呼吸相應。動作升降幅度、轉側角度要與體質年齡狀況吻合，不可求動作、呼吸、意念的一致模式，一樣水平。

【切忌貪戀幻象】　自發功練功過程中，常常表現奇特的運動與出現美妙的幻聽、幻景、幻味感覺，這是體內氣機調節的反應，是自發調節過程所必經的一個階段。這個階段是暫時現象。調節過程完成後，這種現象會立即消失。如果追求留戀這種景象。大腦的意識活動不但不能減弱，反而相反會加強。這樣，大腦皮層能耗增大，不能達到最佳儲備狀態，因而難於恢復平衡，輕則引起不適，重則容易造成氣功偏差。當然出現奇異景象時，也不要生畏懼之心。恐懼時則腎氣不易平衡。

【自發功要有人指導】 初練自發功時，要有專人指導，或有了解功法的人在旁觀察。練功周圍要避免人推、拉、笑、罵，影響練功者。當練功達到一定程度，自控能力發展，對發功程序很熟習之後，方可獨立練功。練功時要有人在旁觀察，避免旁人影響練功，發生驚功現象。

【自發功發功要充分】 每次練功都是氣機由不平衡達到平衡的過程，自發的動作是氣機由不平衡向平衡轉化而出現的調節現象。當體內外氣機平衡狀態完成後，身體動態即能自動停止。當自發功處於高潮時，千萬不可人為地終止，或強制停練。自發功時，氣機偏激正盛，正趨向平衡調節，若中途強行終止時，氣機不順，會引起身心不適，並久久不能恢復。故自發功練功時應順乎自然，由自然而生自然而止。

【生活條件穩定】 穿著衣物要寬鬆、富彈性，避免束縛肢體，影響肢體運動。

練功前先解大、小便，充分排泄體內廢物。

練功前後半小時，不宜飲食，以免腸胃負擔過大，引起氣機偏衰。

練功前不宜進行劇烈體力活動。體力腦力過度後，氣機偏激，自發調節不易完成。

練功前心緒穩定，避免過悲過喜，大驚大怒。

練功期間，不可飽食高脂肪、高蛋白、酒或刺激性大的飲食。要保持氣機的平穩狀態。

十、氣功練習與飲食調養簡介

氣功鍛鍊是獲得良好心理狀況的方法之一。飲食調養、營養物質攝取是完備身心不可缺少的重要內容。

中國傳統飲食醫療，曾鼎盛一時，唐代就已有文獻資料記載。千百年間，飲食醫療方法不斷發展，並由宮廷而漸擴展於民間，成為養身、健身的重要方法之一。

營養身體應以機體需要為準則，不能以物質的市場定價和食物的口感評論優劣。目前，我國由於條件限制，以及受風俗習慣、地區習慣和個人飲食習慣影響，人們的飲食普遍比較狹窄、單調。為保持身體需要，應定時攝取特定食物，補充物質匱乏現象，以維持機體平衡。

現將我們數十年間積累的一些飲食調配方法介紹如下：

●天麻雞湯

【功效】　提神補腦，補髓海之虛，祛頭風，通經活絡。治心神不佳、頭昏痛、肩背酸痛，全身疲乏等症。

【配方】　子母雞一隻，天麻六十克，老薑少許。

【作法】先將母雞宰殺拔毛，去除內臟，清洗乾淨，後將天麻搗細呈塊，置入雞腹內，用白棉線縫合雞腹，放入砂鍋內，加清水適量，放入老薑適量，先置武火上燒開，後改用文火煨炖至雞肉熟爛即可食用。食肉飲湯，每周一次。

●天麻蒸腦髓

【功效】補腦安神，增強記憶力，補髓海之虛。治心力衰弱、記憶減退、頭昏痛、心腎不交，夜不就寢。

【配方】天麻十五克，豬腦髓一對，化豬油適量，食鹽少許。

【作法】先將天麻碾碎成細粉，豬腦髓洗乾淨去外膜後放入碗內，然後將天麻粉均勻的撒在腦髓上面，放入化豬油和食鹽，清水適量。將碗置於蒸鍋內，置武火上蒸，上氣後蒸約半小時即成。每晚睡前食用。可每周服用三次。

●天麻蒸雞蛋

【功效】安神鎮痛，祛頭風，補髓海之虛。治畏風頭痛、心神不足、失眠多夢、頸肩疼痛等症。

【配方】雞蛋兩個，天麻十二克，化豬油適量，食鹽少許。

【作法】先將天麻碾碎成細粉備用，後將雞蛋去殼放入碗內，再將天麻粉、食鹽、化豬油一併加入，加清水適量，用筷子攪拌均勻，將碗置於蒸鍋內，用武火蒸約二十分鐘即可食用。每日晨服用，可連續服用十日。

●天麻魚頭湯

【功效】安神補腦，補髓海之虛。治頭昏痛心力不足、記憶減退、失眠多夢、身體虛弱等症。

【配方】鯉魚頭一個，天麻十五克，化豬油適量，生薑少許，胡椒粉六克，食鹽少許。

【作法】將鯉魚頭去鰓後用清水洗淨，放入砂鍋內，加清水適量，再加入天麻碎粉、生薑和胡椒粉，先置武火上燒開，放入化豬油，改用文火煨炖至魚頭熟爛，再入食鹽少許，方可食用，食魚頭肉飲湯。可經常食用。

●地骨皮鴨蛋湯

【功效】清熱降火，除濕止痛，平髓海之濕。治虛火上炎、牙齦發炎、口腔炎、牙無名腫痛等症。

【配方】鴨蛋兩個，鮮地骨皮一百克。

【作法】先將地骨皮用清水洗淨，放入砂鍋內，加清水適量，置文火上燒開約二十分鐘後，去渣取汁，後將鴨蛋去殼，放入汁中煮熟即成，蛋和湯一起食用。每周可服用一—二次。

●老薑羊肉湯

【功效】滋補腎陽，補髓海之虛。治腎陽不足、陰虛火旺、虛火牙痛。

【配方】老薑一五〇克，羊肉二〇〇克，食鹽少許。

【作法】先將老薑洗淨，切細成小塊，再將羊肉洗乾淨，切成小塊，放入砂鍋內與老薑一起，加清水適量，先置武火上燒開後，改用文火煨煮至肉熟爛即成。肉和湯一塊食用。可每周食用二次。

●芝麻桃仁糖

【功效】補腦安神，補髓海之虛、健脾、增強體質。治頭昏健忘、失眠多夢、脾胃虛弱、久病體虛等症。

【配方】黑芝麻六〇克，核桃仁一百克，花生仁一百克，麥芽糖五百克。

【作法】先將桃仁和花生仁搗碎成細塊，後將麥芽糖放入搪瓷碗內，加入芝麻、桃仁和花生仁細塊，將碗置入蒸鍋內，用武火蒸，上氣後蒸約二小時，待麥芽糖蒸化即成。每日早晚食用五十克，可長期食用。

●貝母雪梨膏

【功效】潤肺補氣海之虛，祛痰止咳。治肺氣虛。久咳痰少、氣喘咯血、易感冒等症。

【配方】雪梨二個，川貝糖十二克，冰糖一百克。

【作法】先將雪梨去皮去核後，將貝母粉和冰糖裝入梨腹內後，將梨放入碗中，再將碗置於蒸鍋內，用武火蒸，上氣後約一小時，待梨爛熟即成。每日早晚各服一次，可每周食用三次。

●冰糖銀耳羹

【功效】潤肺補，滋陰益氣，補氣海之虛。治肺氣虛、久喘痰少、氣喘、中氣不足等症。

【配方】銀耳三十克，冰糖一百克。

【作法】先將銀耳洗淨，用溫水浸泡三小時，然後將銀耳放入鍋內，加清水適量，先置武火上燒開，放入冰糖後，改用文火煨煮約三小時，待銀耳湯熬成糊狀即可食用。可長期食用。

●蟲草全鴨

【功效】滋陰，補肺補腎，補火水二腑之虛。治身體虛弱、肺陰虛勞咳嗽、氣喘乾咳等症。

【配方】公鴨一隻，蟲草十二克，老薑適量。

【作法】將鴨宰殺拔毛，去除內臟後清洗乾淨，放入蒸鍋內，再加入老薑和蟲草，加清水適量，置武火上蒸約三小時即成。食肉飲湯，每月可食用一—二次。

●神砂豬心湯

【功效】養心安神、鎮靜、補血海之虛。治氣血不足、心累心悸、頭暈失眠。

【配方】硃神砂十五克，豬心一個，老薑少許。

【作法】先將豬心洗淨，放入砂鍋內，加入老薑，加清水適量，置武火上燒開，後改用文火煨炖約二小時，取出豬心，切成小片，與神砂攪拌食用，後喝湯。最好晚上睡前服用，可連續用一週。亦可經常食用。

●**白芨粥**

【功效】補肺潤肺，滋陰補氣海之虛。治肺氣虛、肺勞咳嗽、久咳咯血。

【配方】白芨三十克，大米一百克，化豬油適量，食鹽少許。

【作法】先將大米用清水淘洗乾淨後，放入砂鍋內，加清水適量，後放入洗淨的白芨，先置武火上燒開，後改用文火煨煮約一小時後，加入化豬油，待煮成糊狀即可食用。可經常每天食用一次。

●**冬莧菜粥**

【功效】補肺潤肺，補氣海之虛。治肺氣虛弱、氣虛下陷、肺癆咳嗽、痣瘡腫痛。

【配方】冬莧菜二五〇克，大米一〇〇克，化豬油適量，食鹽少許。

【作法】先將冬莧菜洗淨後備用，再將大米淘洗乾淨，放入砂鍋內，加水適量，置武火上燒開，放入冬莧菜，改用文火煨煮，約一小時後，加入化豬油和食鹽，待米煮成糊狀即可食用。可經常服用。

●**白果雞湯**

【功效】滋陰養胃、補氣海之虛、止喘咳、斂肺氣、止滯下、縮小便。治氣虛哮喘、骨蒸勞熱、白帶白濁、遺精、小便頻數等症。

【配方】白果二百克，子母雞一隻，老姜少許，食鹽少許。

【作法】　先將白果去外殼，放入鍋內，加水燒開去皮，捏去白果心，備用。然後將母雞宰殺拔毛，去除內臟，放入砂鍋內，加清水適量，同時放入白果和老薑，置武火上燒開，後改用文火煨炖約三小時，待雞肉熟爛即可食用，食肉及白果和飲湯。每月可服用二至三次。

●**大棗粥**

【功效】　補氣健脾，補氣海和谷海之虛。治氣虛食少、脾胃虛弱、中氣不足、久病體弱等症。

【配方】　大棗十枚，大米一百克，白糖一百克。

【作法】　先將大棗用清水洗淨備用，然後將大米淘洗乾淨，放入砂鍋內，加水適量，放入大棗，先置武火上燒開，後改用文火煨煮，待米煮爛成糊狀後，加入白糖方可食用，可經常服用。

●**芥子蛋湯**

【功效】　開胃健脾，理氣止痛，補谷海之虛。治上腹脹滿、食少暖氣、胃脹痛、吐酸水、脾胃虛弱等症。

【配方】　芥子五十克，雞蛋二個，化豬油適量，食鹽少許。

【作法】　將芥子先用清水洗淨後，放入盆內用木棒搗碎成細小塊，後將雞蛋去殼放入盆內，加食鹽少許，用筷子攪拌均勻，再將炒鍋置武火上燒熱，加入化豬油，煎至七八成熟後，倒進雞蛋和芥子入鍋內，煎熟後加開水適量，煮沸約十分鐘即可食用。可連續服用半月左右，每日服一次。

●**芥子豬肚湯**

【功效】開胃健脾，理氣消脹，補谷海之虛治脾胃虛弱，食少虛痞，胃腹脹滿等。

【配方】芥子二〇〇克，豬肚一個，老薑少許。

【作法】先將芥子用清水洗淨備用。後將豬肚用食鹽和大蔥揉洗數次，至豬肚洗乾淨後，將芥子裝入豬肚內，用白棉線縫合好，放入砂鍋內，加清水適量，放入老薑碎塊，先置武火上燒開，後改用文火煨炖約四小時，待豬肚爛熟即成，食肉飲湯，可每週食用一次。

●**蓮米百合粥**

【功效】開胃健脾，益氣固腎，補谷海之虛。治脾胃虛弱、大便溏瀉、食納差、小便頻數等症。

【配方】蓮米十二克，淮山藥十二克，百合十二克，糯米一五〇克，白糖適量。

【作法】先將山藥、蓮米、百合洗淨備用，後將糯米淘洗乾淨，一齊放入砂鍋內，加清水適量，置武火燒開後，改用文火熬煮至米爛，再加入白糖即成。可經常食用。

●**蘿蔔粥**

【功效】開胃健脾，理氣化痰，消飽脹，補谷海之虛。治消化不良，胃腹脹氣，食少，小便黃少。

【配方】白蘿蔔五〇〇克，大米一〇〇克，化豬油適量，食鹽少許。

【作法】先將蘿蔔洗淨切成小塊，後將大米淘洗乾淨，放入砂鍋內，加清水適量，置武火上燒開，放入蘿蔔塊和豬油，改用文火煨煮至米熟爛，再加入食鹽即可食用。可經常服用。

●鯽魚粥

【功效】開胃健脾，活血補血，補火土二腑之虛。治食慾不振，食少大便溏瀉，血虛體弱，病後體虛。

【配方】活鯽魚一五〇克，大米一〇〇克，化豬油適量，老薑少許，食鹽少許。

【作法】先將鯽魚去鱗和腮，去除內臟，用清水洗乾淨後備用。然後將大米淘洗乾淨，放入鍋內，加清水適量，先置武火上燒開，放入鯽魚、老薑碎塊和化豬油，後改用文火煨煮至米煮爛，再加入食鹽即可食用。每天服一次，可連續食用一週，亦可經常食用。

●鯽魚湯

【功效】活血補血，健脾胃，補血海之虛。治久病體弱、食慾不佳，手術後傷口癒合。

【配方】活鯽魚一五〇克，胡椒一〇克，老薑少許，食鹽少許，化豬油適量。

【作法】先將鯽魚去鱗和腮，去除內臟，用清水洗淨後備用，後將胡椒用布包好，搗碎呈細塊，老薑洗乾淨，切成小塊。將鯽魚放入鍋內，加清水適量，加入老薑碎塊和胡椒粉，先置武火燒開，後放入化豬油，改用文火煨煮約半小時，待魚肉煮爛即可食用，食肉和飲湯，每天服用一次，可連續食用半月。也可經常服用。

●鱔魚血藤湯

【功效】補血活血，健脾胃，補血海之虛。治久病體虛、貧血、食少便溏、血虛體弱。

【配方】活鱔魚五〇〇克，雞血藤六〇克。

【作法】先將活鱔魚用清水餵養二天，每天換水三次，待鱔魚腹內污物吐盡後備用。將雞血洗淨，放入鐵鍋內，加清水適量，用武火燒開後，煎熬約十分鐘左右，去渣取汁，然後將鱔魚放入汁中，蓋好鍋蓋，用中火煨煮至肉熟爛後，取出鱔魚即成，飲湯。可每週服二次。

●魚腥草肉湯

【功效】開胃健脾，清熱散寒除濕，平谷海之實。治食少納差，久病體虛、腸胃濕熱、感冒等症。

【配方】魚腥草一〇〇克，半肥瘦豬肉二五〇克，老薑少許。

【作法】先將魚腥草洗淨備用，然後將豬肉洗乾淨，切成小塊，放入砂鍋內，加清水適量和老薑碎塊，先置武火上燒開，放入魚腥草後，改用文火煨煮，至肉熟爛方可食用，食肉飲湯。可經常服用。

●魚腥草炖豬心肺湯

【功效】補肺益氣，散寒除濕，補氣血二海之虛。治肺心病、哮喘咳嗽、久病體弱、氣血不足等症。

【配方】魚腥草二五〇克，豬心肺一套，老薑少許，食鹽適量。

【作法】先將魚腥草用清水洗淨後備用，後將豬心肺的血水沖洗乾淨後，切成小塊，放入砂鍋內，加清水適量，同時放入老薑碎塊，先置武火上燒開，放入魚腥草，改用中火炖煮約二小時，加入食鹽至心肺煮爛即成。食肉飲湯，可每週服用一次。

●薏仁芡實餅

【功效】開胃健脾，消食，補谷海之虛。治脾胃虛弱，食少，小兒消化不良，慢性腹瀉。

【配方】薏仁一〇〇克，芡實一〇〇克，大米粉一〇〇〇克，食鹽適量，菜油適量。

【作法】先將薏仁，芡實用文火烘乾，研成細粉，用篩子過濾後，與大米粉和勻，加清水和食鹽，調成糊狀備用。然後將鐵鍋燒熱，加菜油適量，熬煎至七八成熟後，將調好的粉子，用勺子倒入鍋內，煎成一兩大小之餅，煎熟即成，每次食用二個，可經常服用。

●鮮藕豬肉湯

【功效】止血安神，補心養脾，補血海之虛。治各種出血症、食欲不佳、失眠多夢、心脾不足的心悸等症。

【配方】鮮藕五〇〇克，豬腿肉五〇〇克，老薑少許。

【作法】先將鮮藕清洗乾淨後，用木棒捶破呈塊狀備用，然後將豬肉洗淨，切成小塊，放入砂鍋內，加鮮藕、老薑，加入清水適量，先置武火上燒開後，改用文火煨炖約三小時，待肉和藕熟爛即可食用，食肉和藕，飲湯。可每周食用一至二次。

●豬蹄二筋湯

【功效】通經活絡，強筋壯骨，通利關節，補髓海之虛。治關節活動不靈活、小腿抽筋、跌打損傷後的下肢腫脹經久不消等症。

【配方】豬蹄子一〇〇〇克，伸筋草十二克，舒筋草十二克，老薑適量。

【作法】先將豬蹄子拔毛後清洗乾淨，每個豬蹄切成兩片，放入砂鍋內，加清水適量，放入老薑碎塊，置武火上燒開，放入用紗布包好的二筋草，改用文火煨炖約四小時，至豬蹄熟爛後，撈出二筋草即成。食肉飲湯，每周可服用二次

●豬骨湯

【功效】補髓海之虛，增加鈣質，促進骨折癒合。治中老年骨質稀疏脫鈣，小兒缺鈣及營養不良。

【配方】豬腿骨一〇〇〇克，食醋六克，老薑少許，食鹽少許。

【作法】先將豬腿骨洗淨捶破，放入砂鍋內，加清水適量，放入老薑碎塊，置武火上燒開，去除湯表面的泡沫後，加入食醋，改用文火煨炖約四小時即可食用，食肉和骨髓，飲湯，可每天食用，連續一月左右。亦可經常服用。

●歸芪雞湯

【功效】 行氣活血，補氣血二海之虛，增強體質。治貧血、久病體虛、氣血不足、月經不調、骨折遲緩癒合等症。

【配方】 當歸十五克，黃芪五〇克，子母雞一隻，老薑少許。

【作法】 先將母雞宰殺拔毛，去除內臟清洗乾淨，放入砂鍋內，加清水適量，放入當歸、黃芪和老薑碎塊，先置武火上燒開，改用文火煨炖至雞熟爛即成，可每周食用一次。

●首烏雞湯

【功效】 補肝養血，補腎養精，補髓海之虛。治肝腎陰虛之頭昏失眠、腎虛腰痛、腎虛白毛、腰膝酸軟無力等症。

【配方】 何首烏一五〇克，子母雞一隻，老薑少許。

【作法】 先將母雞宰殺拔毛，去除內臟清洗乾淨，放入砂鍋內，然後將首烏洗淨，切除小塊放入鍋內，加清水適量，同時加入老薑碎塊，置武火上燒開，改用文火煨炖約三小時，待雞肉熟爛即成，食肉飲湯。每周可食用一至二次。

●花生仁雞湯

【功效】 補血活血，補血海之虛。治血小板減少症、貧血、身體血虛、皮下紫斑、月經量多等症。

【配方】 子母雞一隻，花生仁二五〇克，老薑少許。

【作法】 先將花生仁洗淨，用溫水浸泡半天後備用。後將母雞宰殺拔毛，去除內臟洗乾淨，放於砂鍋內，再將浸泡的花生仁和水一塊倒入鍋內，加清水適量，放入老薑碎塊，置武火上燒開，後改用文火煨燉約三小時，待雞熟爛即成，食肉和花生仁，飲湯。可經常食用。

●花生仁豬肚湯

【功效】健脾補胃，補谷海之虛。治脾胃虛弱、食少便溏、身體虛弱、皮下紫斑等症。

【配方】豬肚一個，花生仁二五〇克，老薑少許。

【作法】先將花生仁洗淨後，加溫水浸泡半天後備用；後將豬肚用食鹽揉洗乾淨，放入砂鍋內，再將花生仁和浸泡的水倒入鍋內，加清水適量，放入老薑碎塊，置武火上燒開後，改用文火煨燉四小時，待豬肚熟爛即可食用。每周可服用一次。

●白芪雞湯

【功效】補中益氣，補氣海之虛，增強體質。治氣衰血虛、脾虛瀉泄、中氣下陷、身體虛弱等症。

【配方】白芪片三十克，子母雞一隻，老薑適量。

【作法】先將母雞宰殺拔毛，去除內臟洗淨，放入砂鍋內，加清水適量，放入白芪和老薑碎塊，置武火上燒開後，改用文火煨燉約三小時，待雞焖爛即可食用，食肉飲湯，可長期服用。

●人蔘雞湯

【功效】大補元氣，固脫生津，補氣海之虛。治氣血虧損、勞傷虛損、倦怠健忘、身體虛弱等症。

【配方】　人蔘十二克，子母雞一隻，老薑適量。

【作法】　先將雞宰殺拔毛，去除內臟，用清水洗淨，後將人蔘切片裝入雞腹內，用白棉線縫合好後，放入砂鍋內，加清水適量，放入老薑，置武火上燒開後，改用文火煨炖約三小時待雞燜爛即成，食肉飲湯。每周可服一至二次。

●人蔘粥

【功效】　補氣益脾，補氣海之虛。治病後體虛、短氣乏力、脾虛食少、神倦疲勞等。

【配方】　人蔘六克，糯米一〇〇克，冰糖適量。

【作法】　先將糯米淘洗乾淨，放入砂鍋內，加清水適量，置武火上燒開，放入人蔘片，改用文火煮熬，待米爛後放入冰糖碎塊，稍煮五分鐘即可食用。可經常食用。

●三七雞湯

【功效】　行氣活血，補氣海之虛，強健身體。治身體氣血虛弱、短氣乏力、月經量多、勞損不癒、疲勞等症。

【配方】　三七十克，子母雞一隻，老薑少許。

【作法】　先將母雞宰殺拔毛，去除內臟，用清水洗淨，後將三七搗碎成細塊，置入雞腹內，用白棉線縫合後，放入砂鍋內，加清水適量，放入老薑碎塊，置武火上燒開後，改用文火煨炖至雞燜爛即可食用，食肉飲湯。每月可服用二至三次。

●**杜仲豬腎湯**

【功效】補肝腎，壯腰膝，補髓海之虛。治腎虛腰痛、腰膝酸軟、夜多小便、腎性高血壓等症。

【配方】杜仲三十克，豬腰子二五〇克，老薑適量，食鹽少許，化豬油適量。

【作法】先將腰子對半剖開，片去腰子的筋膜，洗淨後放入砂鍋內，加清水適量，放入杜仲和老薑，先置武火上燒開，改用文火煨煮二小時，加入食鹽即可食用。每周可服二次。

●**青果豬肚湯**

【功效】降心火，袪胎熱，平血海之實。治脾胃濕熱、濕疹、口角生瘡。孕婦產前三個月服用可袪胎熱。

【配方】豬肚子一個，青果二五〇克，老薑適量，食鹽少許。

【作法】先將豬肚用食鹽和大蔥搓洗乾淨後，將青果洗淨，裝入豬肚內，用白綿線縫合後放入砂鍋內，加清水適量，放入老薑碎塊，置武火燒開後，改用文火煨炖四小時，加入食鹽即成，食豬肚肉，飲湯。每月可食用三次。

●**蘆花肉湯**

【功效】清熱解毒，除濕，平血海之實。治皮膚濕疹、瘡癤、皮膚過敏等症。

【配方】漏蘆花五十克，五花豬肉二五〇克，老薑適量，食鹽少許。

【作法】先將豬肉洗淨，切成小塊，放入砂鍋內，加清水適量，放入老薑碎塊，置武火上燒開約半小時，加入洗乾淨的漏蘆花，改用文火煨煮，至肉爛即可食用。夏天可經常食用。

●馬齒莧飲

【功效】清熱解毒消炎，止痢止瀉，平谷海之實。治痢疾、腸炎、瘡癤等症。

【配方】馬齒莧二五〇克，紅糖一〇〇克。

【作法】先將馬齒莧用清水洗淨，放入砂罐肉加水適量，不要蓋子，置中火上熬煎約五十分鐘，濃縮約五〇〇毫升汁後，去渣加入紅糖即成。每次服用一〇〇毫升，日服三次。可連續服用三至六天。

●馬蹄草飲

【功效】清熱涼血，消炎止血，平血海之實。治感冒發燒、咳嗽、鼻衄、口角生瘡等症。

【配方】鮮馬蹄草一〇〇克，白糖適量。

【作法】先將馬蹄草用清水洗乾淨，放入砂鍋內，加清水適量，用武火燒後約二分鐘，去渣取汁，加入白糖即可服用，日服三次，每次一〇〇毫升，連續服用三天有效。

●綠豆湯

【功效】清熱解毒，祛暑熱，平谷海之實。治食物中毒、中暑，夏天可作為清涼飲料。

【配方】綠豆二〇〇克，白糖一〇〇克。

【作法】先將綠豆洗淨後，用清水浸泡半天，後放入鍋內，置武火燒開後，改用文火煨煮至綠豆爛，加入白糖即成。夏天可經常食用。

●綠豆粥

【功效】清熱解暑，平谷海之實。夏天經常食用可解暑熱。

【配方】綠豆五〇克，大米一〇〇克。

【作法】先將綠豆洗淨後，加清水浸泡半天，後將大米淘洗乾淨，放入鍋內，加清水適量，放入綠豆，置武火上燒開後，改用文火煨煮至綠豆和大米煮爛成糊狀即可食用，夏天可早晚經常食用。

●荷葉粥

【功效】清熱解暑，止渴生津，祛心火，平血海之實。治口角生瘡、心煩火渴，夏天食用可清熱解暑。

【配方】鮮荷葉一片，大米一五〇克，白糖適量。

【作法】先將大米淘洗乾淨，放入鍋內，加清水適量，置武火上燒開後，改用文火煨煮，將洗淨的荷葉蓋於粥面上，不要蓋鍋蓋，煮約三十分鐘後，取出荷葉，放入白糖即可食用。夏天可經常食用。

●獨蒜燒肉

【功效】解毒理腸，平谷海之實。治痔瘡紅腫出血、皮膚瘡癤等症。

【配方】 獨頭大蒜一〇〇克，五花豬肉二五〇克，生薑少許，食鹽少許，醬油適量，菜油適量。

【作法】 先將獨頭蒜去皮洗淨，切成小塊備用；後將豬肉洗乾淨，切成小塊，將鐵鍋置武火上燒燙，放入菜油煎熟，加入豬肉，爆炒幾分鐘後，放入生薑、食鹽和醬油，繼續爆炒幾分鐘，放入獨頭蒜，加熱水適量，用中火燒煮至肉熟即可食用。每周可食用一至二次。

●無花果肥腸湯

【功效】 清熱理腸，消炎止血，平谷海之實。治慢性腸炎、痔瘡腫脹出血等症。

【配方】 豬大腸五〇〇克，無花果一〇〇克，老薑適量，食鹽適量，大蔥一〇〇克。

【作法】 將大腸用食鹽和大蔥揉洗乾淨，放入開水鍋內汆透，撈出大腸，將大腸切成小塊，放入砂鍋內，加清水適量，放入無花果和老薑碎塊，先置武火上燒開後，改用文火煨炖，至大腸熟透，加入食鹽即可食用。可連續食用三天。

●豆蔻烤肉片

【功效】 健脾消食，補谷海之虛。治消化不良、大便溏泄、脾胃虛弱等症。

【配方】 草豆蔻三克，豬瘦肉五〇克。

【作法】 先將豆蔻搗碎呈細粉，然後將豬肉洗淨，對半剖開，將豆蔻粉均勻撒在兩片肉之間，然後合攏，在電爐上或烤箱內烤至豬肉熟即可食用，每日一次，連續服用六天。

●甲（鱉）魚湯

【功效】滋腎和胃，補髓海之虛。治腎陰不足、脾胃陽虛出現的頭昏耳鳴、盜汗、腰膝軟痛、食少納呆等症。

【配方】鱉五〇〇克左右，黃精十五克，枸杞十二克，老薑少許。

【作法】將鱉放開水中燙死，去頭爪和鱉甲，掏出內臟（一定要留苦膽）洗淨，放入砂鍋內，加清水適量，放入老薑碎片，置武火上燒開後放入黃精、枸杞，改用文火煨炖至甲魚肉熟爛即可食用，吃肉飲湯。每月可食用二至三次。

●蔘芪蒸子鴿

【功效】補中益氣，補氣海之虛。適用於中氣不足、表虛自汗、體倦乏力、失眠等症。

【配方】子鴿一隻，黨蔘十五克，黃芪十五克。

【作法】將鴿子浸入水中淹死，去毛和內臟，清洗乾淨，放入蒸碗內，加清水適量，放入黨蔘片、黃芪片，置入蒸鍋內，用武火，隔水蒸，上氣後蒸約二小時，待鴿肉熟爛即可食用，可加食鹽少許。每周食用二次。

●炖龜雞湯

【功效】滋陰補血，補髓、血二海之虛。治頭昏目眩、腰膝疼痛、多夢遺精、血虛低熱等症。

【配方】龜一隻（五〇〇克左右），子母雞一隻，當歸十二克，沙蔘十五克，老薑適量，食鹽少許。

【作法】將龜放入盆中，加熱水（約四十℃）使其排盡尿，宰頭去足，剖腹去龜殼、內臟（一定留苦膽），洗淨備用。後將雞宰殺拔毛，去肉臟，放入砂鍋內，再放入龜和老薑碎片，加清水適量，置武火燒開，放入當歸片和沙參片，改用文火煨炖至爛熟，放入食鹽即成，食肉飲湯。每月可食用二至三次。

●狗肉湯

【功效】溫腎助陽，補髓海之虛。治腎陽不足、精神不振、腰膝冷痛等症。

【配方】狗肉五〇〇克，肉蓯蓉十二克，附片十克，老薑適量，蔥白適量，食鹽少許。

【作法】將狗肉洗淨，放入開水鍋肉汆透，撈入涼水內洗淨血沫，切成小塊，放入砂鍋內，加清水適量，放入蔥白、老薑碎塊，置武火燒開，再放入肉蓯蓉和附片，改用文火煨炖至肉熟爛後，加入食鹽即成，吃肉喝湯。每月可食用二次。

●陳皮狗肉

【功效】溫腎散寒，補髓海之虛。治陽萎、夜多小便、畏寒、四肢冷痛、慢性腎炎等症。

【配方】狗肉一〇〇〇克，陳皮一〇〇克，老薑適量，乾海椒適量，蔥白適量，菜油適量，食鹽少許。

【作法】將狗肉洗淨，放入開水鍋內汆透，撈出切成小塊；將陳皮；乾海椒、老薑切成細碎塊，鐵鍋燒熱後放入菜油煎熟，將狗肉倒入鍋內爆炒幾分鐘後，加入老薑、陳皮、蔥、乾海椒繼續炒幾分鐘後，加入開水適量，放入食鹽，用中火燒煮至肉熟爛即可食用，可分多餐食用。每月可食用二至三次。

●**紅豆湯**

【功效】健脾胃，補谷海之虛。適用於脾胃虛弱、水腫病、肥胖症等。

【配方】紅豆一五〇克，白糖適量。

【作法】將紅豆洗淨後，用清水浸泡二小時，放入鋁鍋內，加水適量，置武火上燒開，改用文火煨煮，至豆熟爛，放入白糖即可食用。可經常食用。

●**首烏鰍魚湯**

【功效】滋肝補腎，補血海之虛。適宜於久病體弱、食少便溏、貧血等症。

【配方】首烏片三十克，活泥鰍二五〇克，老薑適量，化豬油適量，食鹽少許。

【作法】將泥鰍剪去頭部，剖腹去內臟，用清水洗淨，然後將鐵炒鍋燒熱，放入化豬油，燒燙，倒入泥鰍，爆炒幾分鐘後，放入老薑碎塊，加開水適量，再放入首烏片，用中火煮至泥鰍肉熟爛，放入食鹽即成，食肉飲湯。可經常食用。

●**燒田螺**

【功效】溫胃散寒，補谷海之虛。治脾胃虛弱、食少納差、體弱等症。

【配方】田螺肉二五〇克，大蒜五〇克，老薑適量，菜油適量，泡海椒少許，泡青菜少許，食鹽少許，味精少許。

【作法】　先將田螺肉用食鹽揉洗乾淨，切成小塊，大蒜去皮洗淨，切成小塊，再將泡海椒、泡青菜切碎，老薑切成小碎塊。然後將鐵炒鍋燒熱，加入菜油煎至八成熟，放入田螺肉，爆炒至水氣炒乾，放入老薑和泡菜，再炒幾分鐘後，加開水適量，放入大蒜和食鹽，用中火煮至田螺肉熟爛，放入味精即成。可作佐餐，經常食用。

●蓯蓉羊肉湯

【功效】　溫補腎陽，補髓海之虛。治腎陽不足、腰膝酸軟無力、腎虧耳鳴眼花、陽萎早泄等症。

【配方】　肉蓯蓉十五克，菟絲子十二克，羊肉一〇〇〇克，老薑少許，蔥白適量，胡椒粉少許，食鹽少許。

【作法】　將羊肉放入開水鍋內，汆去血水洗淨，切成小塊，放入砂鍋內，加清水適量，放入老薑和蔥白碎塊，先置武火燒開，再加入肉蓯蓉、菟絲子，改用文火煨炖，至肉熟爛後，加入食鹽和胡椒粉即成，食肉飲湯。每周可食用二次。

●大蒜酒

【功效】　軟化血管，平血海之實。可治療和預防血管硬化、高血壓、冠心病症。

【配方】　大蒜五〇克，白乾酒五〇〇克。

【作法】　將大蒜去皮搗碎，放入裝白酒的瓶內，浸泡半月（每天搖動一次），即可飲用，每日二次，每次二五克。

●芹菜汁飲

【功效】通經活血，平血海之實。可治療高血壓病、冠心病、心血管功能紊亂等症。

【配方】鮮芹菜五〇〇——一〇〇〇克，白糖少許。

【作法】將鮮芹菜洗淨切碎，用沸水浸片刻，取出後用手搓擠，取汁。每日服用三次，每次一〇〇毫升左右。

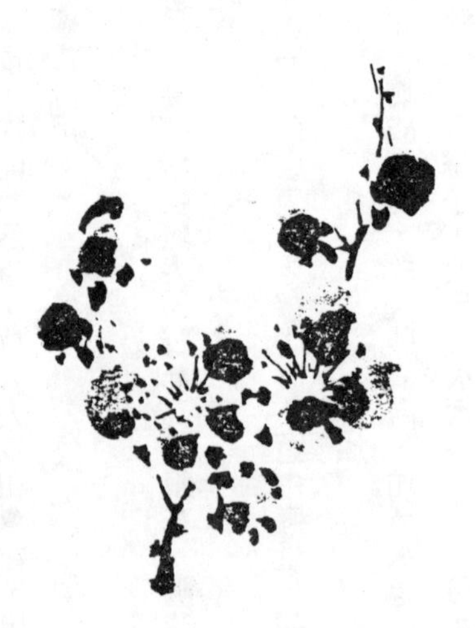

大展出版社有限公司	圖書目錄
地址：台北市北投區11204 致遠一路二段12巷1號 郵撥： 0166955～1	電話：(02) 8236031 8236033 傳眞：(02) 8272069

•法律專欄連載•電腦編號 58

台大法學院 法律學系／策劃 法律服務社／編著

①別讓您的權利睡著了[1]	200元
②別讓您的權利睡著了[2]	200元

•秘傳占卜系列•電腦編號 14

①手相術	淺野八郎著	150元
②人相術	淺野八郎著	150元
③西洋占星術	淺野八郎著	150元
④中國神奇占卜	淺野八郎著	150元
⑤夢判斷	淺野八郎著	150元
⑥前世、來世占卜	淺野八郎著	150元
⑦法國式血型學	淺野八郎著	150元
⑧靈感、符咒學	淺野八郎著	150元

•趣味心理講座•電腦編號 15

①性格測驗１	探索男與女	淺野八郎著	140元
②性格測驗２	透視人心奧秘	淺野八郎著	140元
③性格測驗３	發現陌生的自己	淺野八郎著	140元
④性格測驗４	發現你的真面目	淺野八郎著	140元
⑤性格測驗５	讓你們吃驚	淺野八郎著	140元
⑥性格測驗６	洞穿心理盲點	淺野八郎著	140元
⑦性格測驗７	探索對方心理	淺野八郎著	140元
⑧性格測驗８	由吃認識自己	淺野八郎著	140元
⑨性格測驗９	戀愛知多少	淺野八郎著	140元
⑩性格測驗10	由裝扮瞭解人心	淺野八郎著	140元
⑪性格測驗11	敲開內心玄機	淺野八郎著	140元
⑫性格測驗12	透視你的未來	淺野八郎著	140元
⑬血型與你的一生		淺野八郎著	140元

⑭趣味推理遊戲　淺野八郎著　140元

・婦幼天地・電腦編號16

①八萬人減肥成果	黃靜香譯	150元
②三分鐘減肥體操	楊鴻儒譯	130元
③窈窕淑女美髮秘訣	柯素娥譯	130元
④使妳更迷人	成　玉譯	130元
⑤女性的更年期	官舒妍編譯	130元
⑥胎內育兒法	李玉瓊編譯	120元
⑦早產兒袋鼠式護理	唐岱蘭譯	200元
⑧初次懷孕與生產	婦幼天地編譯組	180元
⑨初次育兒12個月	婦幼天地編譯組	180元
⑩斷乳食與幼兒食	婦幼天地編譯組	180元
⑪培養幼兒能力與性向	婦幼天地編譯組	180元
⑫培養幼兒創造力的玩具與遊戲	婦幼天地編譯組	180元
⑬幼兒的症狀與疾病	婦幼天地編譯組	180元
⑭腿部苗條健美法	婦幼天地編譯組	150元
⑮女性腰痛別忽視	婦幼天地編譯組	150元
⑯舒展身心體操術	李玉瓊編譯	130元
⑰三分鐘臉部體操	趙薇妮著	120元
⑱生動的笑容表情術	趙薇妮著	120元
⑲心曠神怡減肥法	川津祐介著	130元
⑳內衣使妳更美麗	陳玄茹譯	130元
㉑瑜伽美姿美容	黃靜香編著	150元
㉒高雅女性裝扮學	陳珮玲譯	180元
㉓蠶糞肌膚美顏法	坂梨秀子著	160元
㉔認識妳的身體	李玉瓊譯	160元

・青春天地・電腦編號17

①A血型與星座	柯素娥編譯	120元
②B血型與星座	柯素娥編譯	120元
③O血型與星座	柯素娥編譯	120元
④AB血型與星座	柯素娥編譯	120元
⑤青春期性教室	呂貴嵐編譯	130元
⑥事半功倍讀書法	王毅希編譯	130元
⑦難解數學破題	宋釗宜編譯	130元
⑧速算解題技巧	宋釗宜編譯	130元
⑨小論文寫作秘訣	林顯茂編譯	120元
⑩視力恢復！超速讀術	江錦雲譯	130元

⑪中學生野外遊戲　熊谷康編著　120元
⑫恐怖極短篇　柯素娥編譯　130元
⑬恐怖夜話　小毛驢編譯　130元
⑭恐怖幽默短篇　小毛驢編譯　120元
⑮黑色幽默短篇　小毛驢編譯　120元
⑯靈異怪談　小毛驢編譯　130元
⑰錯覺遊戲　小毛驢編譯　130元
⑱整人遊戲　小毛驢編譯　120元
⑲有趣的超常識　柯素娥編譯　130元
⑳哦！原來如此　林慶旺編譯　130元
㉑趣味競賽100種　劉名揚編譯　120元
㉒數學謎題入門　宋釗宜編譯　150元
㉓數學謎題解析　宋釗宜編譯　150元
㉔透視男女心理　林慶旺編譯　120元
㉕少女情懷的自白　李桂蘭編譯　120元
㉖由兄弟姊妹看命運　李玉瓊編譯　130元
㉗趣味的科學魔術　林慶旺編譯　150元
㉘趣味的心理實驗室　李燕玲編譯　150元
㉙愛與性心理測驗　小毛驢編譯　130元
㉚刑案推理解謎　小毛驢編譯　130元
㉛偵探常識推理　小毛驢編譯　130元
㉜偵探常識解謎　小毛驢編譯　130元
㉝偵探推理遊戲　小毛驢編譯　130元
㉞趣味的超魔術　廖玉山編著　150元
㉟趣味的珍奇發明　柯素娥編著　150元

•健 康 天 地• 電腦編號 18

①壓力的預防與治療　柯素娥編譯　130元
②超科學氣的魔力　柯素娥編譯　130元
③尿療法治病的神奇　中尾良一著　130元
④鐵證如山的尿療法奇蹟　廖玉山譯　120元
⑤一日斷食健康法　葉慈容編譯　120元
⑥胃部強健法　陳炳崑譯　120元
⑦癌症早期檢查法　廖松濤譯　130元
⑧老人痴呆症防止法　柯素娥編譯　130元
⑨松葉汁健康飲料　陳麗芬編譯　130元
⑩揉肚臍健康法　永井秋夫著　150元
⑪過勞死、猝死的預防　卓秀貞編譯　130元
⑫高血壓治療與飲食　藤山順豐著　150元
⑬老人看護指南　柯素娥編譯　150元

⑭美容外科淺談　楊啟宏著　150元
⑮美容外科新境界　楊啟宏著　150元
⑯鹽是天然的醫生　西英司郎著　140元
⑰年輕十歲不是夢　梁瑞麟譯　200元
⑱茶料理治百病　桑野和民著　180元
⑲綠茶治病寶典　桑野和民著　150元
⑳杜仲茶養顏減肥法　西田博著　150元
㉑蜂膠驚人療效　瀨長良三郎著　160元
㉒蜂膠治百病　瀨長良三郎著　元

•實用女性學講座•電腦編號 19

①解讀女性內心世界　島田一男著　150元
②塑造成熟的女性　島田一男著　150元

•校 園 系 列•電腦編號 20

①讀書集中術　多湖輝著　150元
②應考的訣竅　多湖輝著　150元
③輕鬆讀書贏得聯考　多湖輝著　150元
④讀書記憶秘訣　多湖輝著　150元

•實用心理學講座•電腦編號 21

①拆穿欺騙伎倆　多湖輝著　140元
②創造好構想　多湖輝著　140元
③面對面心理術　多湖輝著　140元
④偽裝心理術　多湖輝著　140元
⑤透視人性弱點　多湖輝著　140元
⑥自我表現術　多湖輝著　150元
⑦不可思議的人性心理　多湖輝著　150元
⑧催眠術入門　多湖輝著　150元
⑨責罵部屬的藝術　多湖輝著　150元
⑩精神力　多湖輝著　150元
⑪厚黑說服術　多湖輝著　150元
⑫集中力　多湖輝著　150元

•超現實心理講座•電腦編號 22

①超意識覺醒法　詹蔚芬編譯　130元
②護摩秘法與人生　劉名揚編譯　130元

③秘法！超級仙術入門	陸　明譯	150元
④給地球人的訊息	柯素娥編著	150元
⑤密教的神通力	劉名揚編著	130元
⑥神秘奇妙的世界	平川陽一著	180元

•養 生 保 健• 電腦編號 23

①醫療養生氣功	黃孝寬著	250元
②中國氣功圖譜	余功保著	230元
③少林醫療氣功精粹	井玉蘭著	250元
④龍形實用氣功	吳大才等著	220元
⑤魚戲增視強身氣功	宮　嬰著	220元
⑥嚴新氣功	前新培金著	250元
⑦道家玄牝氣功	張　章著	元
⑧仙家秘傳袪病功	李遠國著	元

•心 靈 雅 集• 電腦編號 00

①禪言佛語看人生	松濤弘道著	180元
②禪密教的奧秘	葉逯謙譯	120元
③觀音大法力	田口日勝著	120元
④觀音法力的大功德	田口日勝著	120元
⑤達摩禪106智慧	劉華亭編譯	150元
⑥有趣的佛教研究	葉逯謙編譯	120元
⑦夢的開運法	蕭京凌譯	130元
⑧禪學智慧	柯素娥編譯	130元
⑨女性佛教入門	許俐萍譯	110元
⑩佛像小百科	心靈雅集編譯組	130元
⑪佛教小百科趣談	心靈雅集編譯組	120元
⑫佛教小百科漫談	心靈雅集編譯組	150元
⑬佛教知識小百科	心靈雅集編譯組	150元
⑭佛學名言智慧	松濤弘道著	180元
⑮釋迦名言智慧	松濤弘道著	180元
⑯活人禪	平田精耕著	120元
⑰坐禪入門	柯素娥編譯	120元
⑱現代禪悟	柯素娥編譯	130元
⑲道元禪師語錄	心靈雅集編譯組	130元
⑳佛學經典指南	心靈雅集編譯組	130元
㉑何謂「生」 阿含經	心靈雅集編譯組	150元
㉒一切皆空　般若心經	心靈雅集編譯組	150元
㉓超越迷惘　法句經	心靈雅集編譯組	130元

㉔開拓宇宙觀　華嚴經	心靈雅集編譯組	130元
㉕真實之道　法華經	心靈雅集編譯組	130元
㉖自由自在　涅槃經	心靈雅集編譯組	130元
㉗沈默的教示　維摩經	心靈雅集編譯組	150元
㉘開通心眼　佛語佛戒	心靈雅集編譯組	130元
㉙揭秘寶庫　密教經典	心靈雅集編譯組	130元
㉚坐禪與養生	廖松濤譯	110元
㉛釋尊十戒	柯素娥編譯	120元
㉜佛法與神通	劉欣如編著	120元
㉝悟（正法眼藏的世界）	柯素娥編譯	120元
㉞只管打坐	劉欣如編譯	120元
㉟喬答摩・佛陀傳	劉欣如編著	120元
㊱唐玄奘留學記	劉欣如編譯	120元
㊲佛教的人生觀	劉欣如編譯	110元
㊳無門關（上卷）	心靈雅集編譯組	150元
㊴無門關（下卷）	心靈雅集編譯組	150元
㊵業的思想	劉欣如編著	130元
㊶佛法難學嗎	劉欣如著	140元
㊷佛法實用嗎	劉欣如著	140元
㊸佛法殊勝嗎	劉欣如著	140元
㊹因果報應法則	李常傳編	140元
㊺佛教醫學的奧秘	劉欣如編著	150元
㊻紅塵絕唱	海　若著	130元
㊼佛教生活風情	洪丕謨、姜玉珍著	220元
㊽行住坐臥有佛法	劉欣如著	160元
㊾起心動念是佛法	劉欣如著	160元

・經　營　管　理・電腦編號 01

◎創新經營管理六十六大計（精）	蔡弘文編	780元
①如何獲取生意情報	蘇燕謀譯	110元
②經濟常識問答	蘇燕謀譯	130元
③股票致富68秘訣	簡文祥譯	100元
④台灣商戰風雲錄	陳中雄著	120元
⑤推銷大王秘錄	原一平著	100元
⑥新創意・賺大錢	王家成譯	90元
⑦工廠管理新手法	琪　輝著	120元
⑧奇蹟推銷術	蘇燕謀譯	100元
⑨經營參謀	柯順隆譯	120元
⑩美國實業24小時	柯順隆譯	80元
⑪撼動人心的推銷法	原一平著	120元

⑫高竿經營法	蔡弘文編	120元
⑬如何掌握顧客	柯順隆譯	150元
⑭一等一賺錢策略	蔡弘文編	120元
⑯成功經營妙方	鐘文訓著	120元
⑰一流的管理	蔡弘文編	150元
⑱外國人看中韓經濟	劉華亭譯	150元
⑲企業不良幹部群相	琪輝編著	120元
⑳突破商場人際學	林振輝編著	90元
㉑無中生有術	琪輝編著	140元
㉒如何使女人打開錢包	林振輝編著	100元
㉓操縱上司術	邑井操著	90元
㉔小公司經營策略	王嘉誠著	100元
㉕成功的會議技巧	鐘文訓編譯	100元
㉖新時代老闆學	黃柏松編著	100元
㉗如何創造商場智囊團	林振輝編譯	150元
㉘十分鐘推銷術	林振輝編譯	120元
㉙五分鐘育才	黃柏松編譯	100元
㉚成功商場戰術	陸明編譯	100元
㉛商場談話技巧	劉華亭編譯	120元
㉜企業帝王學	鐘文訓譯	90元
㉝自我經濟學	廖松濤編譯	100元
㉞一流的經營	陶田生編著	120元
㉟女性職員管理術	王昭國編譯	120元
㊱ＩＢＭ的人事管理	鐘文訓編譯	150元
㊲現代電腦常識	王昭國編譯	150元
㊳電腦管理的危機	鐘文訓編譯	120元
㊴如何發揮廣告效果	王昭國編譯	150元
㊵最新管理技巧	王昭國編譯	150元
㊶一流推銷術	廖松濤編譯	120元
㊷包裝與促銷技巧	王昭國編譯	130元
㊸企業王國指揮塔	松下幸之助著	120元
㊹企業精銳兵團	松下幸之助著	120元
㊺企業人事管理	松下幸之助著	100元
㊻華僑經商致富術	廖松濤編譯	130元
㊼豐田式銷售技巧	廖松濤編譯	120元
㊽如何掌握銷售技巧	王昭國編著	130元
㊿洞燭機先的經營	鐘文訓編譯	150元
(52)新世紀的服務業	鐘文訓編譯	100元
(53)成功的領導者	廖松濤編譯	120元
(54)女推銷員成功術	李玉瓊編譯	130元
(55)ＩＢＭ人才培育術	鐘文訓編譯	100元

㊼企業人自我突破法	黃琪輝編著	150元
㊽財富開發術	蔡弘文編著	130元
㊾成功的店舖設計	鐘文訓編著	150元
㉀企管回春法	蔡弘文編著	130元
㉁小企業經營指南	鐘文訓編譯	100元
㉂商場致勝名言	鐘文訓編譯	150元
㉃迎接商業新時代	廖松濤編譯	100元
㉅新手股票投資入門	何朝乾 編	180元
㉆上揚股與下跌股	何朝乾編譯	180元
㉇股票速成學	何朝乾編譯	180元
㉈理財與股票投資策略	黃俊豪編著	180元
㉉黃金投資策略	黃俊豪編著	180元
㉊厚黑管理學	廖松濤編譯	180元
㉋股市致勝格言	呂梅莎編譯	180元
㉌透視西武集團	林谷燁編譯	150元
㉏巡迴行銷術	陳蒼杰譯	150元
㉐推銷的魔術	王嘉誠譯	120元
㉑60秒指導部屬	周蓮芬編譯	150元
㉒精銳女推銷員特訓	李玉瓊編譯	130元
㉓企劃、提案、報告圖表的技巧	鄭 汶 譯	180元
㉔海外不動產投資	許達守編譯	150元
㉕八百件的世界策略	李玉瓊譯	150元
㉖服務業品質管理	吳宜芬譯	180元
㉗零庫存銷售	黃東謙編譯	150元
㉘三分鐘推銷管理	劉名揚編譯	150元
㉙推銷大王奮鬥史	原一平著	150元
㉚豐田汽車的生產管理	林谷燁編譯	150元

・成功寶庫・電腦編號02

①上班族交際術	江森滋著	100元
②拍馬屁訣竅	廖玉山編譯	110元
④聽話的藝術	歐陽輝編譯	110元
⑨求職轉業成功術	陳 義編著	110元
⑩上班族禮儀	廖玉山編著	120元
⑪接近心理學	李玉瓊編著	100元
⑫創造自信的新人生	廖松濤編著	120元
⑭上班族如何出人頭地	廖松濤編著	100元
⑮神奇瞬間瞑想法	廖松濤編譯	100元
⑯人生成功之鑰	楊意苓編著	150元
⑱潛在心理術	多湖輝 著	100元

⑲給企業人的諍言	鐘文訓編著	120元
⑳企業家自律訓練法	陳　義編譯	100元
㉑上班族妖怪學	廖松濤編著	100元
㉒猶太人縱橫世界的奇蹟	孟佑政編著	110元
㉓訪問推銷術	黃静香編著	130元
㉕你是上班族中強者	嚴思圖編著	100元
㉖向失敗挑戰	黃静香編著	100元
㉙機智應對術	李玉瓊編著	130元
㉚成功頓悟100則	蕭京凌編譯	130元
㉛掌握好運100則	蕭京凌編譯	110元
㉜知性幽默	李玉瓊編譯	130元
㉝熟記對方絕招	黃静香編譯	100元
㉞男性成功秘訣	陳蒼杰編譯	130元
㊱業務員成功秘方	李玉瓊編著	120元
㊲察言觀色的技巧	劉華亭編著	130元
㊳一流領導力	施義彥編譯	120元
㊴一流說服力	李玉瓊編著	130元
㊵30秒鐘推銷術	廖松濤編譯	120元
㊶猶太成功商法	周蓮芬編譯	120元
㊷尖端時代行銷策略	陳蒼杰編著	100元
㊸顧客管理學	廖松濤編著	100元
㊹如何使對方說Yes	程　羲編著	150元
㊺如何提高工作效率	劉華亭編著	150元
㊼上班族口才學	楊鴻儒譯	120元
㊽上班族新鮮人須知	程　羲編著	120元
㊾如何左右逢源	程　羲編著	130元
㊿語言的心理戰	多湖輝著	130元
51扣人心弦演說術	劉名揚編著	120元
53如何增進記憶力、集中力	廖松濤譯	130元
55性惡企業管理學	陳蒼杰譯	130元
56自我啟發200招	楊鴻儒編著	150元
57做個傑出女職員	劉名揚編著	130元
58靈活的集團營運術	楊鴻儒編著	120元
60個案研究活用法	楊鴻儒編著	130元
61企業教育訓練遊戲	楊鴻儒編著	120元
62管理者的智慧	程　義編譯	130元
63做個佼佼管理者	馬筱莉編譯	130元
64智慧型說話技巧	沈永嘉編譯	130元
66活用佛學於經營	松濤弘道著	150元
67活用禪學於企業	柯素娥編譯	130元
68詭辯的智慧	沈永嘉編譯	130元

國立中央圖書館出版品預行編目資料

龍形實用氣功／吳大才、宋明淸編著；
——初版——臺北市；大展，民83
面；　公分——（養生保健；4）
ISBN 957-557-479-6（平裝）

1. 氣功

411.12　　83010418

行政院新聞局局版臺陸字第100119號核准
北京人民體育出版社授權中文繁體字版

ISBN 957-557-479-6

龍形實用氣功

編著者／吳　大　才
　　　／宋　明　淸
發行人／蔡　森　明
出版者／大展出版社有限公司
社　址／台北市北投區（石牌）
　　　　致遠一路二段12巷1號
電　話／（02）8236031・8236033
傳　眞／（02）8272069
郵政劃撥／0166955－1
登記證／局版臺業字第2171號

法律顧問／劉　鈞　男　律師
承印者／國順圖書印刷公司
裝　訂／嶸興裝訂有限公司
排版者／千賓電腦打字有限公司
電　話／（02）8836052
初　版／1994年（民83年）11月
定　價／220元

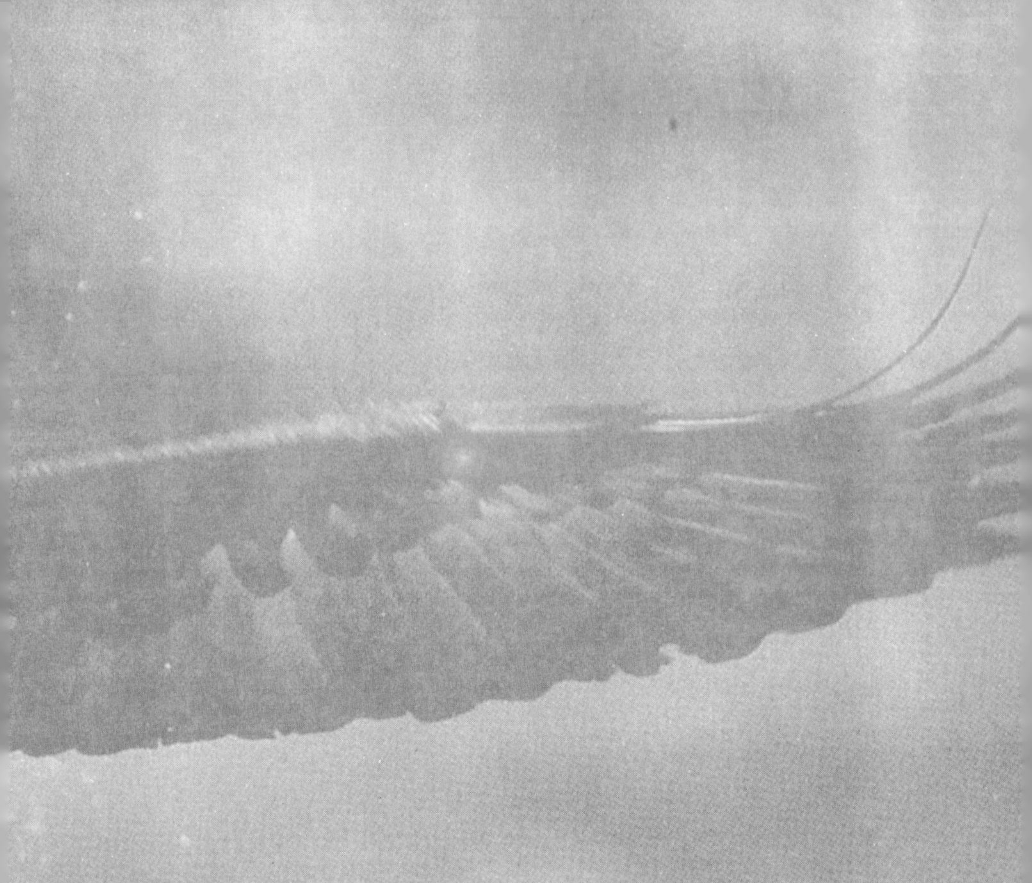